体も心も若返る

1分体操

渡邉有優美
ギネス認定開脚開運®女王
あゆみかん

秀和システム

はじめに

この本を手に取ってくださり、ありがとうございます。私はヨガの講師として20年間活動する中で、健康の大切さ、健やかな体の美しさ、心と体が良い状態でいることの素晴らしさを実感し、それをもっと多くの人に広めようとさまざまな活動をしてきました。

　ですが、「心と体に良いんですよ！　ヨガをしましょう！」と言われても、ヨガをしたことのない人はちょっと気が引けてしまうかもしれません。ウェアやマットを全て揃えなくてはいけないと思われるかもしれません。

　もっと気軽に、老若男女問わず誰にでもできて、笑顔になれるものを伝えられたら、という想いで考えたのが、この「1分体操」です。

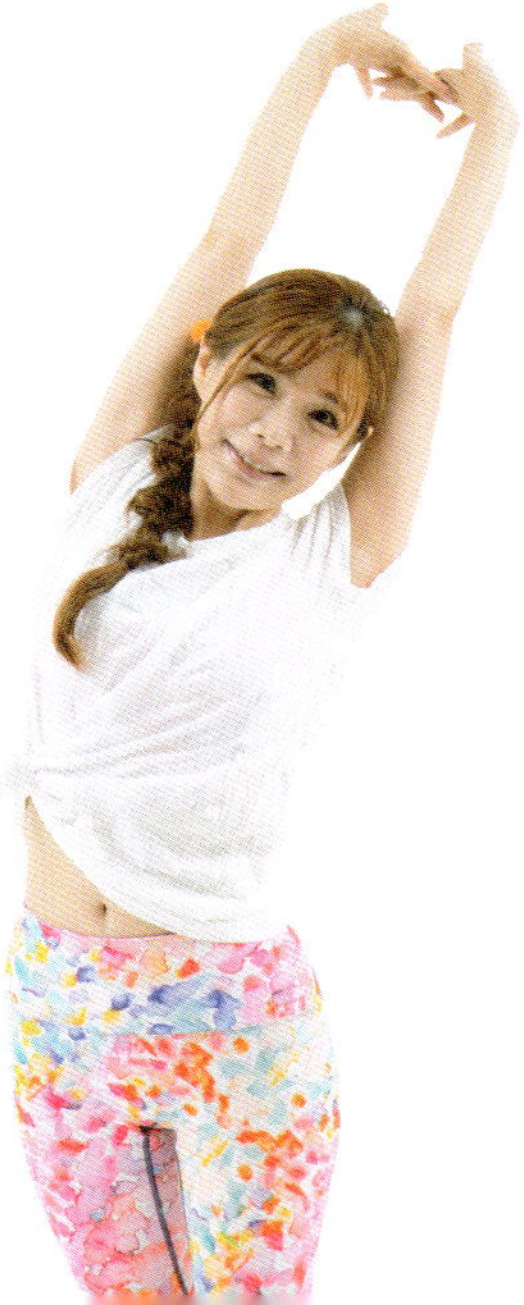

はじめに

あゆみかん流1分体操は、簡単で、楽しい、どんな場所でもできるものばかりです。

この本には、その中でも特に大人の女性の悩みに特化したものをぎゅっと集めました。

たかが「1分」。自分の未来への投資だと思って取り組んでみてください。

この1分が、気づけば、予想もしていなかったような、素晴らしい未来に出会える第一歩になるでしょう。

そして、この本を手に取ったあなたの人生は、もうすでに変わり始めています。

渡邉 有優美
ギネス認定開脚開運®女王
あゆみかん

Contents

one minute exercise

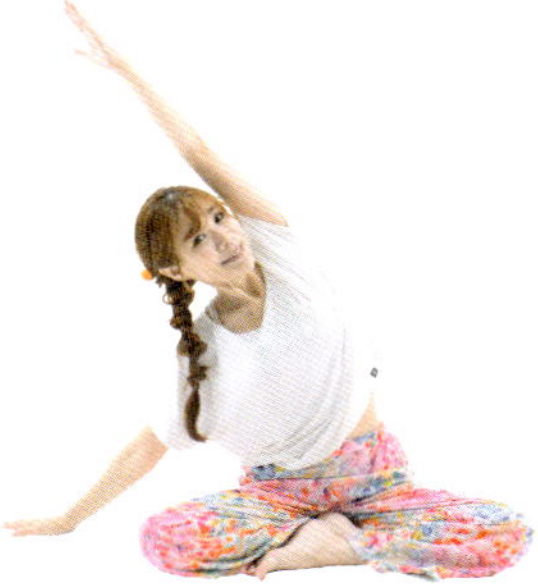

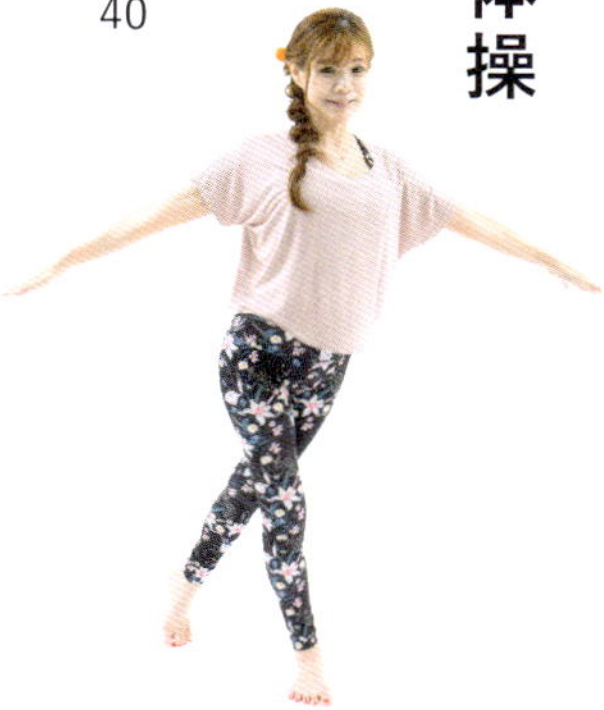

Contents

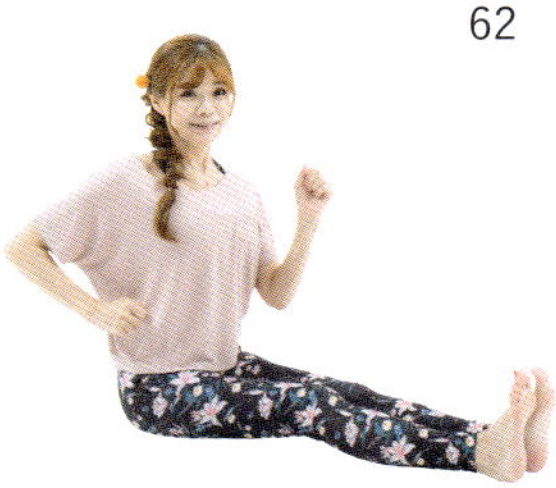

Part 3 静の1分体操

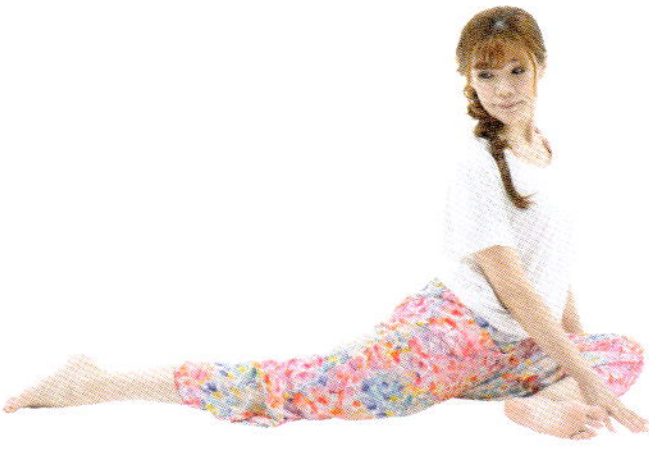

Part 4

体と心を整える1分の魔法

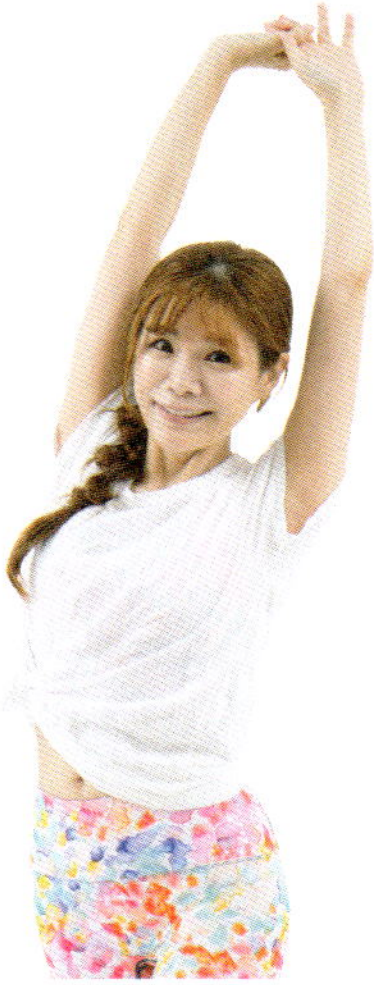

Part 1

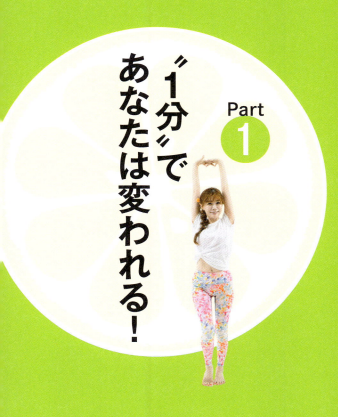

〝1分〟であなたは変われる！

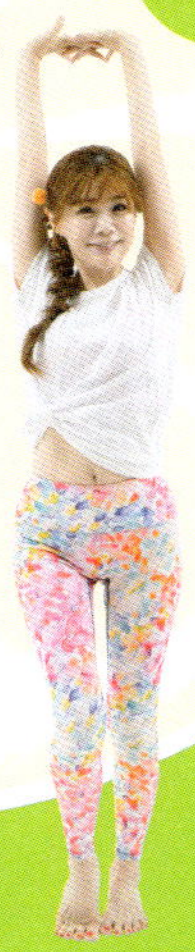

1分体操で人生が変わる！

「たった1分でいいんですか？」
「これで本当に体が変わるんですか？」

私がXで**1分体操**を発信し始めてから、そう聞かれることが増えました。ですが、**1日1分をあなどることなかれ。**

もし今「忙しくて時間がない」「毎日バタバタで、運動する余裕なんてとても……」と、思っているのなら、そんな方にこそ、1日たった1分の新しい習慣を始めてみてほしいのです。

24時間のうちのたった1分の体操が、私たちの体や人生に与える影響ははかりしれません。

1日1分、朝起きて体を動かしたり、ストレッチをするだけでも、血行が良くなったり、姿勢が改善されたり、気持ちがスッキリするなど、心と体に必ず変化が訪れます。

体を動かすことに限らず、1分の瞑想や感謝の時間を持つだけでも、

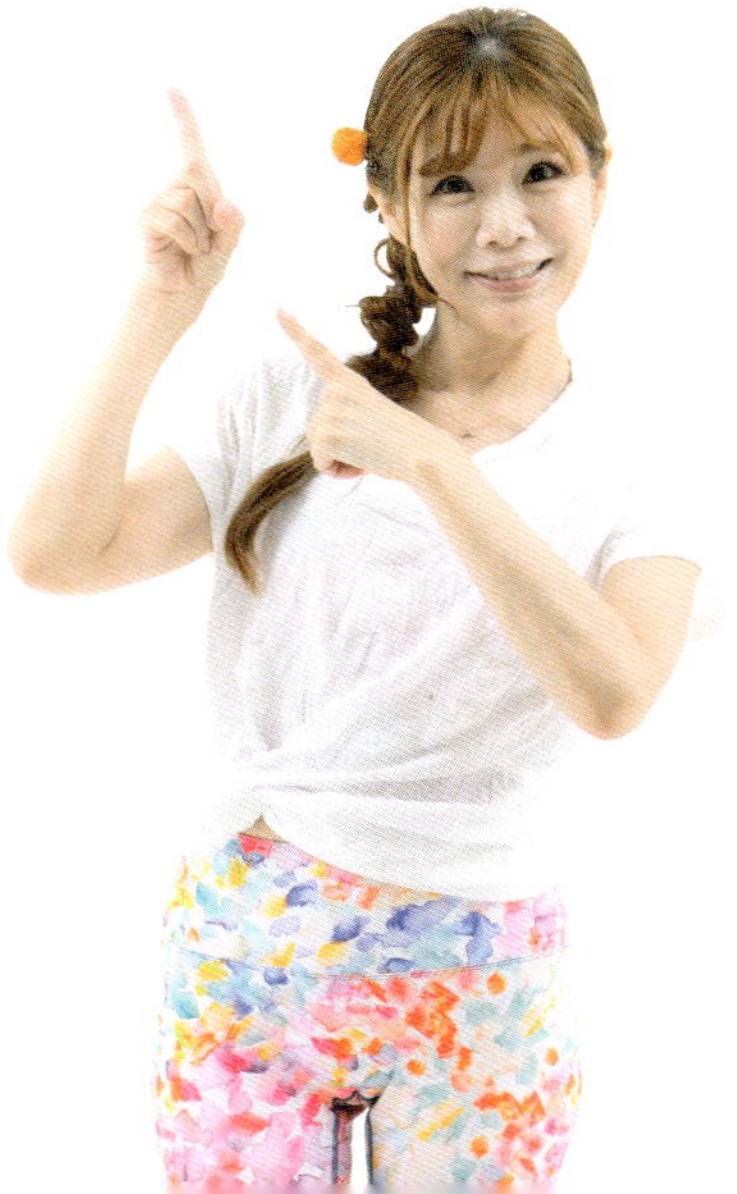

心のあり方が変わり、前向きでポジティブな思考を養うことができます。
小さな行動を、日々積み重ねていくことで、やがては人生全体に良い影響を与えます。

「そうは言っても、私は継続することが苦手で……」

そんな声が聞こえてきそうですが、大丈夫！ 継続できないときって、ハードルを高くしすぎちゃってるんです。

大切なのは、どんなに短い時間でも「**継続する**」ということ。
忙しい毎日の中でも、たった1分「今日もできた」という小さな成功体験をぜひ、あなた自身にたくさん味わわせてあげてください。
そして、「今日もやれた私、えらい！」と褒めてあげてください。
そしてそれが、さらなる挑戦へのモチベーションとなり、次第に新しい自分へと成長していけるのです。

たったの1分、人生はそこから動き出す！

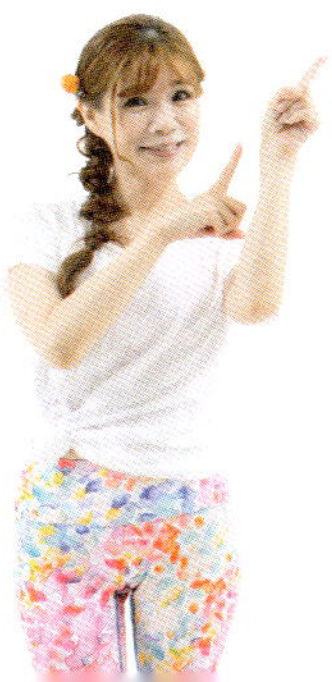

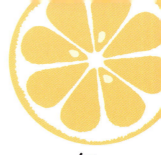

毎日の1分で「運を動かす」

「運動」という漢字は、「**運を動かす**」と書きますよね。

私はヨガの講師として20年、延べ1万人以上に体の動かし方やヨガの哲学について伝える中で、「どうしたらもっとたくさんの方に、分かりやすく伝えられるだろう」と考えていました。

ノートに「ヨガ、体操、運動、ストレッチ……」と書いて思考を巡らせているとき、自分で書いた文字を見て「運動って、運を動かすんだ！」ということに気づき、それからSNSや講演会などでも繰り返し伝えてきています。

これはただの言葉遊びではなく、生徒さんやSNSのフォロワーさんの変化を見ていても、本当にその通りだと確信しています。

体を動かすことで、凝り固まっていた体が柔らかくなり、筋力がついて、行動できる〝**力**〟が湧いています。血流が良くなって体全体が活性化され、顔色も良くなり、「この人元気そうだね」と周囲の人から思われるようになります。「エネルギーが高い」「波動が高い」とも言われますよね。

体を動かしている最中は、ネガティブな気持ちや余計な思考も自然に止まるので、運動を続けていると、自分の気持ちに迷いがなくなる、思考がクリアになることを感じられる方もいらっしゃると思います。

そうすると、気持ちの面でも「これもやってみようかな」「あんなことをしてみたい」など、次の行動の意欲を駆り立てられるようになっていきます。

エネルギーに満ち溢れている状態になると、自然と周囲の人からの扱いも変わってくるのです。これが、運が巡ってくる体質です。

ちょっと楽しみになってきませんか？

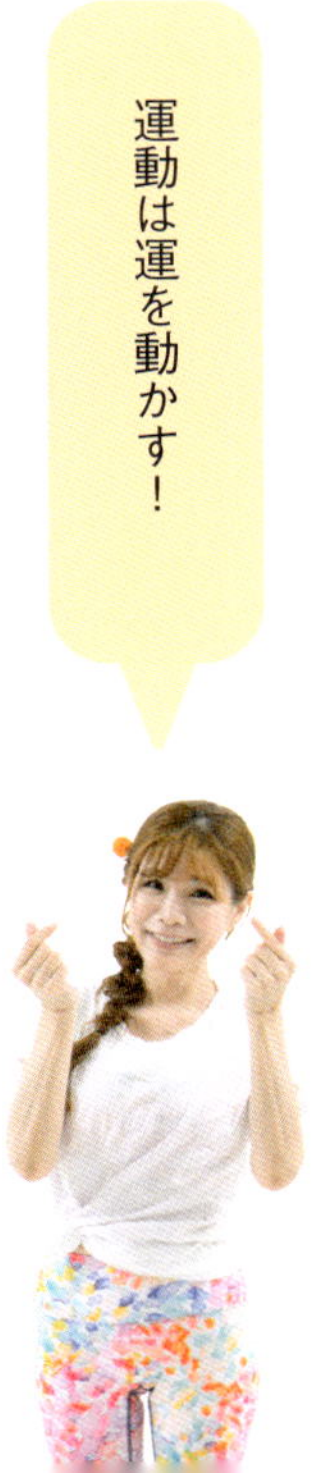

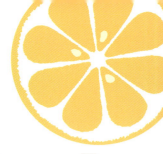

「変われなかった」私の過去

今でこそ、SNSの総フォロワー数28万人という、自分でもびっくりするくらい多くの方に発信を見ていただき、講演会やセミナーで「あゆみかんさんのようになりたいです」とか「あゆみさんのおかげで人生が変わりました」とありがたい言葉をいただけたりしていますが、実際の私は10代の頃からずっと、「**自分らしく生きたい**」ともがき続けていました。

教育熱心な両親のもと、幼いころからいわゆる英才教育を受け、親の理想のレールに沿って生きることを期待されていました。

でも、自分の中では「人と違うところが自分にはあるな」とか「自分らしく生きるって……」という疑問に苦しんでいたのです。

「なぜみんなと同じにできないの？」と否定され、ひどく悲しかったのを覚えています。

その生きづらさはずっと続き、それに向き合う方法もわからなくて、思春期の頃は過食症になったり、髪の毛をむしり続けて抜けた髪の量の多さに泣き崩れたりした時期もありました。

卒業後、親の伝手で大企業に就職しましたが、お茶を運ぶだけでも引っくり返す、コピーを数部だけ取りたいのに延々紙が止まらない……。

ほかの人は皆普通にできるのに「どうしてあなたはそうなるの？」というような失敗ばかりで、毎日平謝りの連続でした。

はじめは笑ってくれていた周りの人たちも、「やらかし」が続くにつれ、だんだんと冷ややかな目に変わっていきます。会社に馴染めず、人と同じようにできない自分を責める日々の中、ある日とうとう体が動かなくなり、会社に行けなくなってしまいました。

周りの皆が普通にできることが私にはできない。親が敷いてくれたレールに自分は乗れない。自分の心が限界でした。

「こんな自分嫌だ」「変わらなきゃ」と、**自己否定の連続**でした。

本当の自分を見つけるためには？

「生きやすい世界って、自由ってどこにあるんだろう」

そう考えたとき、親元から離れて環境を変えたい、海外に行きたい、という想いが出てきました。

とにかくお金を貯めようと、斎藤一人さんの銀座まるかん日本漢方研究所に転職すると、全店舗の中で**売上成績Ｎｏ・１**になれたのです。

そこでは目の前のお客様に一生懸命関わって、他の誰もやっていなかった半年契約や1年契約のパッケージを自分で作って提案して販売していました。決められた事務作業は苦手でしたが、お客様一人ひとりに個別に向き合い、綺麗になっていく姿を見ることは何より嬉しく、自分に向いていたのです。

自分の意志でした行動が成果になる、自分の得意なことで喜んでもらえる経験ができたのは、これまでの人生で初めてでした。「頑張ってちゃんと結果が出た」という自信が持てて、少しずつ「**自分らしく生きる**」ことができるようになってきた。この経験が人生の転機のひとつだったと思います。そしてお金を貯め、片道切符で日本を出ました。

バックパッカーでオーストラリアからさまざまな国を巡り、最後にたどり着いたインドでヨガと出会いました。朝から晩までガンジス川の横でずっと同じポーズをしているヨガの修行者や、どんなに暑くても動かず穏やかな顔で瞑想をしている人たちを見て衝撃を受けたのです。

それからヨガと瞑想は私にとって欠かせないものとなり、ありとあらゆる流派のヨガや哲学を学びました。

タイに移り、日本人向けにヨガを教え始めると、私のクラスはキャンセル待ちが出るほど人気になりました。ヨガ講師になりたいと相談してくる人も増え、メディテーションブリージングヨガ協会を立ち上げ、ヨガ指導者養成スクールをスタートしました。

アパレルのブランドを立ち上げたのもこの頃です。もともと山岳民族やタイの子どもたちを支援するために、伝統的な布や刺繍を取り入れた鞄などを作っていたのですが、ヨガの生徒から「先生と同じウェアが欲しい」と言われることが増え、ヨガウェアブランド**AON JASMINE**を立ち上げました。

そのときどきで求められるままに突き動かされていったのです。

成果が出ても不安になるのはなぜ？

ヨガ講師としての活動やヨガウェアのブランドは好調で、アパレルの実店舗も順調に増えていた矢先、世界的なパンデミックが起きました。世界中が新型コロナウイルスの脅威に見舞われ、バリ島とタイに構えたアパレル店舗は閉じることになり、ヨガのクラスも実施できなくなってしまいました。せめてオンラインでのヨガのレッスンを、と思ったとき、オンライン上には世界中のヨガの講師が溢れ、一気にライバルが増えてしまいました。

これだけ多くの講師の中で、当時はSNSのフォロワー数も数百人しかいなかった私がどうしたら見つけてもらえるだろうと考えたとき、「他との差別化を図るためには権威性が大切。世界記録などはわかりやすい」と教えてもらったことを思い出し、すぐに実行に移しました。

調べるのもまどろっこしいのでギネスに電話をかけ、ヨガのポーズでの記録をいくつか教えてもらい、「亀のポーズ」ならできそうだと考えて、練習する時間も惜しいと思いすぐにカメラを2台用意して我が子の横で挑戦しました。開始10分で後悔しましたが……。

でも、絶対に諦めない、自分の力で何かを成し遂げることの大切さを子どもたちにも伝えたい、との思いで粘り続け、それまでの記録を打ち破って、**開脚前屈タートルポーズ世界最長の1時間5分16秒に成功**しました。

ギネス記録を取得しオンラインでの活動に力を入れるようになってからは、初めは勉強したとおりに何でもやってみました。

「とにかく価値提供が大事」と聞けば、私のキャリアを総動員させて専門性の高い価値ある投稿づくりに励みました。「フォロワー数の多い巨人の肩に乗ったほうがいい」「不安を煽る投稿は伸びやすい」と聞けば、その通りにしました。

ですが、数字は確かに伸びていくのと同時に、誰かに媚びたり、誰かの不安を煽るような投稿で数字を伸ばしたりすることに違和感を感じるようになりました。

「本当に叶えたいこと」も1分の積み重ねから

ヨガの世界に20年間どっぷり浸かり、試行錯誤しながら仕事や数字が追い付いてきても、実はまだ自分の方針は曖昧でした。

きっと周りの人たちは、私のヨガを見たいわけでもヨガ哲学を知りたいわけでもない。リラックスしたり、スッキリした気持ちを手に入れて、その先の幸せな気持ちを味わいたいはず。

もっとたくさんの人に、気軽に幸せな気持ちを味わってもらうには？

そこから、「皆が自分の夢を叶えるために私は何ができるだろう」と考え始めました。

大きな行動をするときも、**最初の1歩は本当に小さなこと**です。

それこそ「1分」でまず体を動かしたら、その1分が引き金になってそこから行動を促していける。だから、「1分体を動かす、そこからモチベーションを上げて、自分の人生を良くしていく方法」を自分の経験とヨガの知識を通して伝えようと思いました。

こうして生まれたのが**あゆみかん1分体操**です。

20年のヨガ経験と瞑想の練習から、さらに簡単で効果的な体操を伝えるため、SNSのショート動画で発信を始めました。瞬く間に広がり、たくさんの方に私の発信した体操を覚えてもらえて、実際に1分体操を毎朝のオープンチャットのライブで皆と一緒に行うようになりました。

大人も子どもも若者も老人も、誰でも楽しく、少しの時間でよりよい日々を過ごしてもらえたらという思いで、〝あゆみかん🍊1分体操で世界に幸せを広めるプロジェクト〟としてXで日々発信しています。

発信を続けてきたことでたくさんの方と出会い、新たな仕事が生まれ、昔の私では考えられなかったような機会にたくさん恵まれるようになりました。そして、1分体操を実行した多くの人から「変わっていくことができた」と、本当に多くの報告をもらいました。

「変わりたい」「でも自信がない」ともがき続けた私も、今そう思っている人も、1分の行動で人生を変えることができます。それを実現する喜びを、ぜひこの「1分体操」から体験してみていただきたいです。

たかが1分。されど1分！

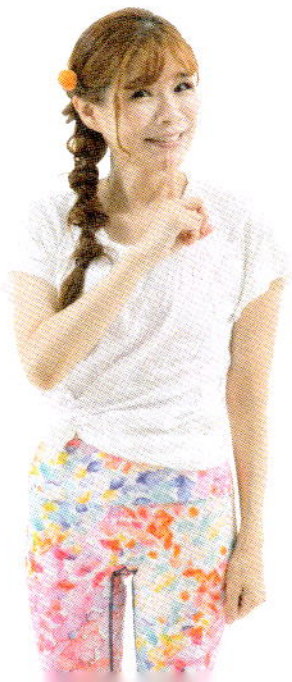

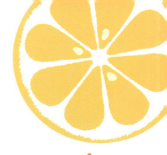

1分体操の始め方

さて、前置きが長くなってしまいましたが、1分体操はとても簡単！ **どれでも好きな体操を選び、1日1分するだけ**です。

1分体操をするのは朝でも夜でも、自分にとっての良いタイミングで大丈夫。もちろん、朝と夜の両方するのもおすすめです。

たとえば、朝はPart2の**動の体操**、夜はPart3の**静の体操**から選んでみると、朝の目覚めの1分で体を動かして1日よく動き、夜の1分で体を休めてリラックス、というルーティンができます。

「今日は疲れてるから簡単なものにしよう」とか「今日は体の調子がいいからしっかり筋トレになるものをやろう」とか、その日の気分や体調に合わせて選んでみてください。

「これなら自分でも無理なくできる」と思うものをいくつか選んでおいて、「まずはとにかくやってみる」を目標にするのもいいです。

「足痩せしたい」「くびれがほしい！」といった具体的な目標があるの

なら、それに合う体操を選び、気になる部分にしっかり効かせることを意識しましょう。それぞれの体操がどこにどう効くのかも、体操名と一緒に説明しているので、参考にしてみてくださいね。

1分間、自分のために時間を使い、自分自身の体に意識を向けることは**「自分を愛する・自分自身に優しくなること＝セルフラブ」**につながります。

人は無意識に、自分のできていないことやダメなことを見つけたり、人と比べて劣っている部分に目を向けてしまいがちです。

でもこの毎日の1分だけは、「しっかりと深い呼吸を意識できた」とか、「昨日よりも腕が上げやすくなった」など、小さな進化やできたことを発見していってください。

そして、「今日も1分やれた自分」をしっかり褒めてあげてください。

大切なのは「1分の継続」！　やり始めたら、1分なんてあっという間。でも、ちゃんと体に効きますよ。

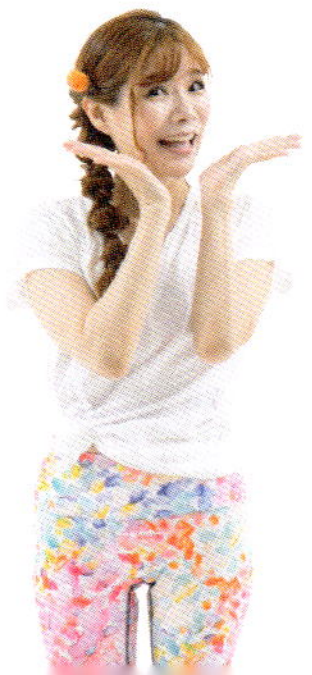

1分体操を続ける6つのコツ

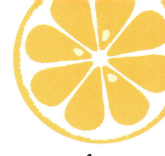

いくら「あゆみかん1分体操」が簡単で楽しいものばかりでも、今までになかった習慣を新たに始めて継続させるのはハードルが高い、自信がない……と感じてしまう人もいるかもしれません。

そこで、1分体操を毎日続けられるためのコツを6つ紹介します。

1. 時間を決める

毎日〇時に1分体操をする、と決めてしまいましょう。時間でもいいし、朝ごはんを食べる前、お風呂から出て着替えた後、などのタイミングでも構いません。ポイントは、できるだけ具体的な行動のタイミングで決めること。1日の流れの中に組み込むと、1分体操をするのが当たり前になってきます。

2. 仲間を作る

1人では続けづらい人は、ぜひ一緒にやる仲間を見つけてください。

仲間と一緒に取り組むほうが、楽しさも継続できる確率も上がります。

私は毎朝7時頃からＬＩＮＥオープンチャットでその日のテーマの話をし、最後に皆で1分体操をしています。誰でも入れるオープンチャットなので、ぜひ遊びに来てください。みんなで楽しくやりましょう！

オープンチャットでは毎日7時15分頃から1時間ほどライブトークをし、最後に1分体操をしています。

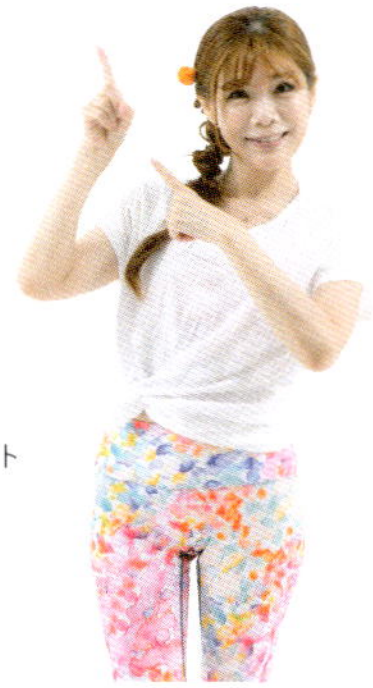

オープンチャットはこちら！

3. 宣言する

家族や友人に宣言するのも効果的です。「これから毎日1分体操をやるよ！」と宣言し、「今日もやりました」「今からやります」と完了報告を送るところまでをセットにするとなお良いでしょう。

ただこれは、それを受け入れてくれるくらい親しい方にお願いしたほうがよさそうですね。「今日はまだやらないの？」なんて催促してくれる方なら最高ですね。

ＳＮＳに毎日投稿するのもおすすめです。写真や動画で残しておけば、始めた頃との変化を客観的に振り返ることもできます。

4. 手帳やカレンダーにチェックする

１分体操をした日は、手帳やカレンダーに残してみましょう。印が増えていくのが視覚的に確認できるので、続けていくモチベーションになります。マークやシールをつけるのもいいですね。

「こんなにできた日がある！」と振り返られると達成感が出て、継続につながります。

5. タイマーを押す

リビング、寝室、洗面所、どこでもいいです。タイマーをおきましょう。「ああ今日はまだしてないな、どうしようかな」と思ったら、とにかくタイマーを押す！　そうすればもう、始まります♡

6. 「よし、やるぞ！」と口に出す

やる気は出てくるのを待つのではなく、出すもの！

1分体操が頭に浮かんだらもうその瞬間に「**よし、やるぞ！**」と口に出しましょう！

自分が発した言葉は耳を通して脳へ届き、脳が勝手に「やる気モード」に切り替わってくれます。その切り替わりをしっかりキャッチして、えいっと体を動かすこと！

効かない場合は「よし、始めよう！」「そろそろやるよ！」とパターンを変えて、自分がスムーズに始められる声かけを見つけてみてくださいね。

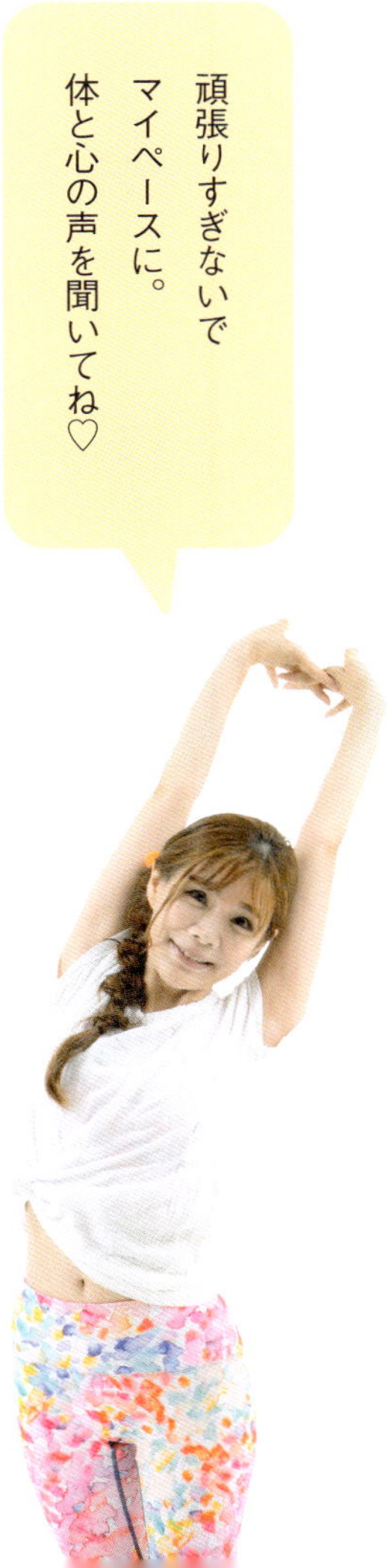
頑張りすぎないで
マイペースに。
体と心の声を聞いてね♡

できないときはどうしたらいい？

もしできなかった日があっても、くれぐれも「ああダメだ」「自分は3日坊主だ……」なんて自分を責めないでくださいね。

「3日は続けたけど、今日は疲れてできなかった」なんて日があっても大丈夫！

そんな日も「1分体操のことを思い出せた自分」「明日はやろうと思っている自分」に「All OK」をあげてくださいね。

自分ができなくても、SNSやオープンチャットで誰かがしているのを見るだけでもOKです。

継続している人を見ていれば、それがあなたの当たり前の基準になってきます。

私はこの1分体操だけは毎日欠かさずやっているので、ぜひ「あゆみかん今日もやってるな」とXを見に来てください。きっと一緒にやりたくなるはずですよ。

小さなことでも自分にOKを♡

☑ 今日も1分体操のことを思い出せた

☑ 今日は疲れているから休みたいという体の声を優先できた

☑ 明日は1分体操をやろうと思っている

☑ 明日はどの1分体操をやるか決められた

☑ あゆみかん🍊の1分体操を見た

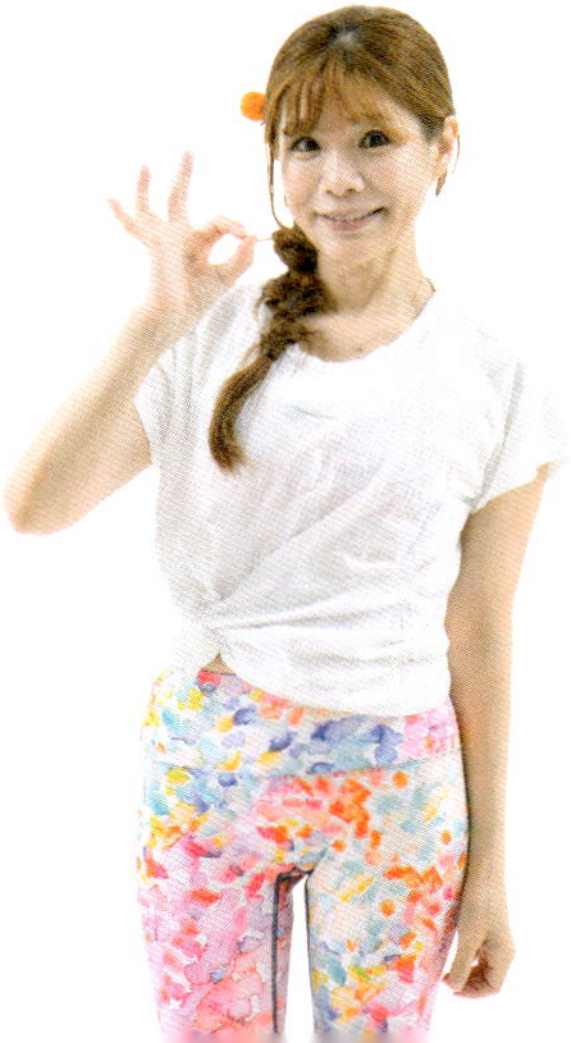

健やかな体が美しさを作る

私が考える美しさのすべての土台は「**健康な体**」です。

体が健康じゃないと、前向きな思考にはなれないし、自分のことを好きになるのも難しいんじゃないでしょうか。

風邪を引いたり、だるくて元気がなかったり、高熱で寝込んでいるときは、見た目も表情もボロボロになりますよね。パッと見では健康であるかどうかはわからないかもしれませんが、周囲に与える印象にも、必ず影響していると思うのです。

自分の体を労わること、より良い体作りに意識を向けることは、自分自身に愛を向けることそのものだと思います。

そういう小さな毎日の積み重ねによって、自然と思考も変化して、内側からにじみ出る美しさへと変わっていきます。

「ダイエットしたい」と思う方は、痩せたいという気持ちの先に「**自分に自信をもちたい**」「**自分を心から好きになりたい**」という真の願望があるはずです。

もしも、自分のことが好きじゃないとか、体型のせいで自分に自信を持てないという方がいたら、騙されたと思って今日から1分体操を始めてみてください。

外見の変化を感じたり、少しずつ身軽になってくると、毎日をイキイキ過ごすことができますよ。

「なにか行動してみよう！」と思っていることこそがその第一歩。美しさは、確実に近づいています。

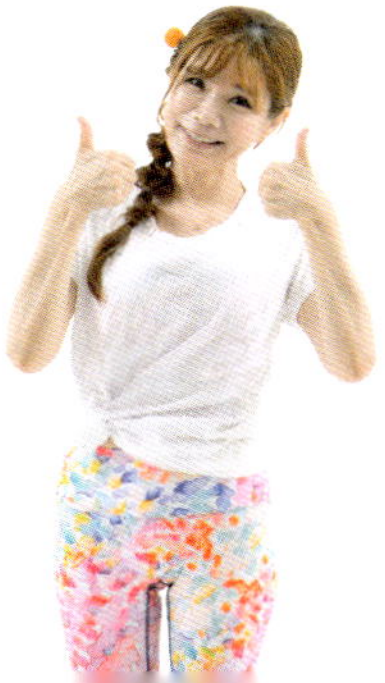

大人女性が美しい体になる7つのポイント

1. 血流を良くする

「冷えは万病のもと」というように、血流が滞ると手足の冷えだけでなく、肩こり、むくみ、自律神経の乱れ、頭痛、めまい、眼精疲労など、あらゆる不調を引き起こします。

全身を動かす運動で凝り固まった筋肉を動かし、のばすことで、細胞に十分な酸素や栄養素が行き届きやすくなります。免疫力ＵＰ、疲労回復、老廃物の排出、肌のトーンアップや目の下のクマの改善などの効果が期待できます。

2. お腹を引き締める

加齢でだらしない体型を象徴する「ぽっこりお腹」。基礎代謝が下がると一番脂肪がつきやすくたるむお腹まわりは「老け見え」要素ナンバーワン。適度な運動で全身をのばしたり、ウエストをひねったり、下腹の筋肉を使い、お腹周りについた脂肪を燃焼しやすくさせましょう。

スッキリお腹になるうえに、内臓の機能も活性化します。

3. 背中周りをスッキリとさせる

普段自分では見えづらい背中。写真に写った自分の後ろ姿が「オバサンそのもの、いやもはやオジサン……」とガックリした経験はないでしょうか。「オジサン背中」「ワキのハミ肉」「肩パンパン族」も、老け見え街道まっしぐら。

普段の生活ではなかなか動かせない肩甲骨の間の「**褐色細胞**」を動かして活性化させましょう。スッキリした背中になり、どこから見られても美しい立ち姿に。肩こりの改善にも効果的です。

4. 二の腕を引き締める

いつのまにか大きく育ったタプタプで張りのない二の腕は、まるで振袖のよう。幼い我が子を片手に抱き買い物袋を抱えてついた筋肉も、気づけばまるまる脂肪に変身しています。

二の腕をのばす、ひねる、動かす動作で、普段動かしづらい二の腕の脂肪にアプローチして、半袖もノースリーブも怖くない、ほっそり二の腕を目指しましょう。

5. 股関節をやわらかくする

普段の生活では動かしづらいランキング第1位の股関節。「これがなぜ美しさに影響するの？」と思うかもしれませんが、股関節は上半身と下半身をつなぐ重要な役割を担っています。リンパが集中しているので、動かしづらいほど凝り固まっていると、血流が悪くなり、水分や老廃物も排出しづらくむくみや肥満の原因にもなります。

大人女性は股関節を動かす、開くなどの運動で、滞っているリンパを流れやすくしましょう。下半身痩せにも効果的なので、のっぺりお尻やむっちり太ももにもさようなら！

6. 腰を鍛える

「痛い・重い・だるい・動けない」を引き起こす腰痛。これまで蓄積してきた腰への負担は、骨や筋肉の老化によって、一気に現れます。無意識に溜まっていたストレスで、特に緊張しやすいのも腰の筋肉です。

気づけば、腰周りドーン！な「ウエストストレート」さんになっていませんか？

腰痛持ちにもウエストストレートにも共通して必要なのは、凝り固まった筋肉を緩めることと、骨を支える筋力を強化すること。くびれだけでなく「まだ疲れない」「もっと動ける」体を作るのにも必要です。

7．骨盤底筋を鍛える

「最近疲れてる？」とよく言われる方、「覇気がない」と感じる方は、生命エネルギーが低下しているかもしれません。

ヨガでも大切にされている人間の生命エネルギーが集まる場所を**〝チャクラ〟**（体に7つあると言われるエネルギーの出入り口）と呼びます。骨盤底筋はその中でも「生命力」「女性性」「心身の土台」を司る第1チャクラとされています。

骨盤底筋を鍛えて、意識を向けることで、第1チャクラが活性化し、内側から醸し出す女性らしさや美しさが高まります。

骨盤底筋は筋肉の集合体なので、鍛えることで「くしゃみをした拍子に尿もれが……」という悩みの予防改善にも効果的です。

1分体操でこんなに変われた！　体験談

山本裕子さん（47歳）　町議会議員

「何があっても無敵」と思えるようになった。気持ちの切り替えがより早くできるようになった。

加藤和世さん（57歳）　会社員

5日に1回ぐらいの便秘でしたが、続けて11日目から毎日快便に！　食べ物は変えていないので1分体操の効果だと思います。

上西香子さん（55歳）　医師

朝から1分体操をすると、頭も体もスッキリ目覚めて笑顔で1日を始められます。毎日楽しく過ごせることが増えました。

成島承一さん（47歳）　農業

1分体操を続けることで不安感が無くなり、楽しく暮らせるようになりました。おかげでベトナムから250ヘクタールの畑の肥料製造の依頼を受け、年間100トン以上の契約ができました。ありがとうございました。

橋口実奈さん（46歳）　個人事業主

朝5時台に起きて朝活できるようになり、筋肉量が増えました。必要以上に食べなくても平気になり、間食も減りました。

鈴木まさひろさん（50代）　全国護国神社研究家　床屋

毎朝の1分体操でつながりを感じられ、あゆみかんさんから日本が元気になるのを感じます！　日本の未来が明るい！

大西謙一さん（48歳）　人を動かすマジック心理家

毎朝の早起きと運動が習慣になり、わずか3週間で健康的に3kg痩せました！　自然と食事も気遣うようになって引き締まり、股関節の柔軟性も向上。肺活量が増えたおかげで息切れすることもなくなりました。

毎日SNSで1分体操の投稿をするのがモチベーションになっています。

渡邊レイラさん（50歳）　インタビューライター

最初は正直1分くらいで変わるわけないと思ってたけど、意外と筋肉痛になるし、姿勢もよくなるし、2か月経つ今では成長や自信につながっていると感じます。

福田りえさん（50代）　会社経営・音楽教室主宰

子宮筋腫の手術をしてから88kgを超えていた体重が、動く習慣をつけることで10kg以上減。「運が動く＝開運」を実感するできごとも！　ありのままの自分をより信じようと思えるようになりました。

勝山佐代子さん（54歳）　お菓子教室 主宰

継続できて自己肯定感がアップしたためか、素直に感謝の気持ちを持てるようになりました。ジャンピングスクワットで足腰も鍛えられ、階段の登り降りが楽になったのが嬉しい！　体も軽くむくみにくくなりました。

小林操さん（48歳）　会社員

1分体操で体力がつきました！　始めは最後までできず、終わると同時にソファに倒れ込んでいましたが、今は最後までできるようになりました！

終わるとちょうど出社の時間で、清々しい気持ちで出かけられます。

男澤厚子さん（65歳）　自営業

「1分だけで大丈夫？」と最初は思いましたがとんでもない！　終わったあとは息切れ、足がガクガク、1分の凄さを体感できました。また、時間の大切さにも気づけました。

コラム 人生の不満を解消するには？

私も普段気をつけていて、よそではあまり言われていない真理をお伝えします。

それは、人生の不満を解消し、より良い人生にするためには、**自分に関係のないことを話さないこと。**

昔から「言霊」と言われるように、言葉にはパワーやエネルギーが宿ります。自分が発する言葉で、人生は良くも悪くもなります。

輝いている人や幸せそうな人はポジティブな言葉や夢や希望を語り、不幸な人ほど、ネガティブや不満、自分の悪いことばかりを話しています。

あなたが人生で良い人に恵まれたい、良い結果が欲しいと思うのなら、自分が**良いものを受け取れる人**になるのが一番の近道です。

今、私たちはメディアやSNSがとても身近にあり、情報が溢れていますが、ネガティブな情報に影響を受けたり、不安をあおられたりすることも多いですよね。人間はそもそも噂話や影口が好きなので、そうしたニュースで視聴回数やクリック数を増やしたりして得をする人たちもいます。ですが、**自分に関係のないことやコントロールできないことに時間をかけても生産性はありません。**

自分にとってマイナスになる時間を減らすことで、本当にあなたが貢献でき、あなたを必要としている人達のことをヘルプできるようになります。すると、あなたの人格は良くなり、ポジティブになれる。もっと輝き、世界に良いインパクトを与えて、真の幸せな自分になれます。

神様に愛されている人っていますよね。まさに、それに近い存在になれるのです。良いことは口に出して、ネガティブな言葉や自分に関係のないことは話さない。シンプルです。そんなあなたは素敵！

Part 2

動の1分体操

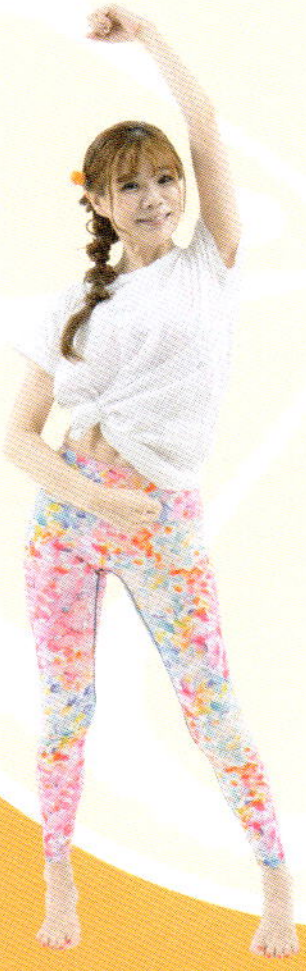

体操 1

くびれウォーキング

全身痩せ、お腹引き締め、骨盤を鍛える

1　まっすぐ立って握りこぶしを作り、
少し前かがみになる。

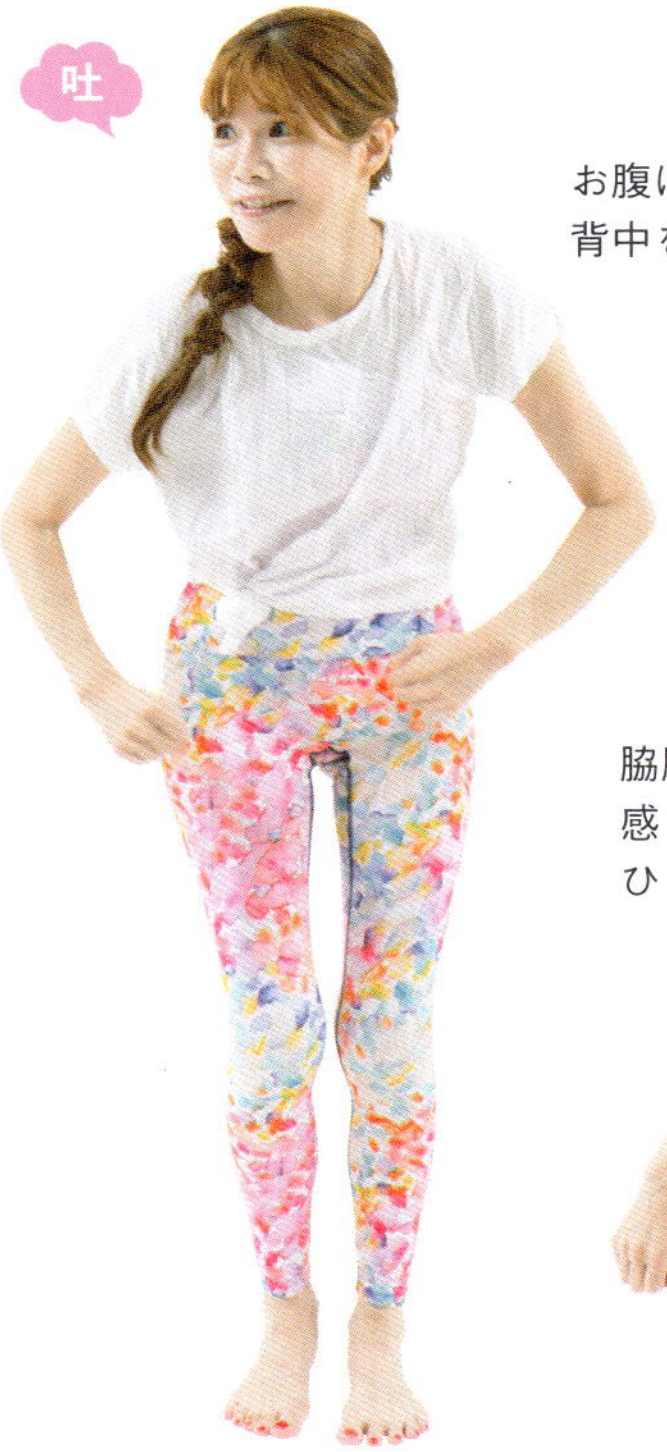
吐
お腹に力を入れて息を吐き、
背中を丸める

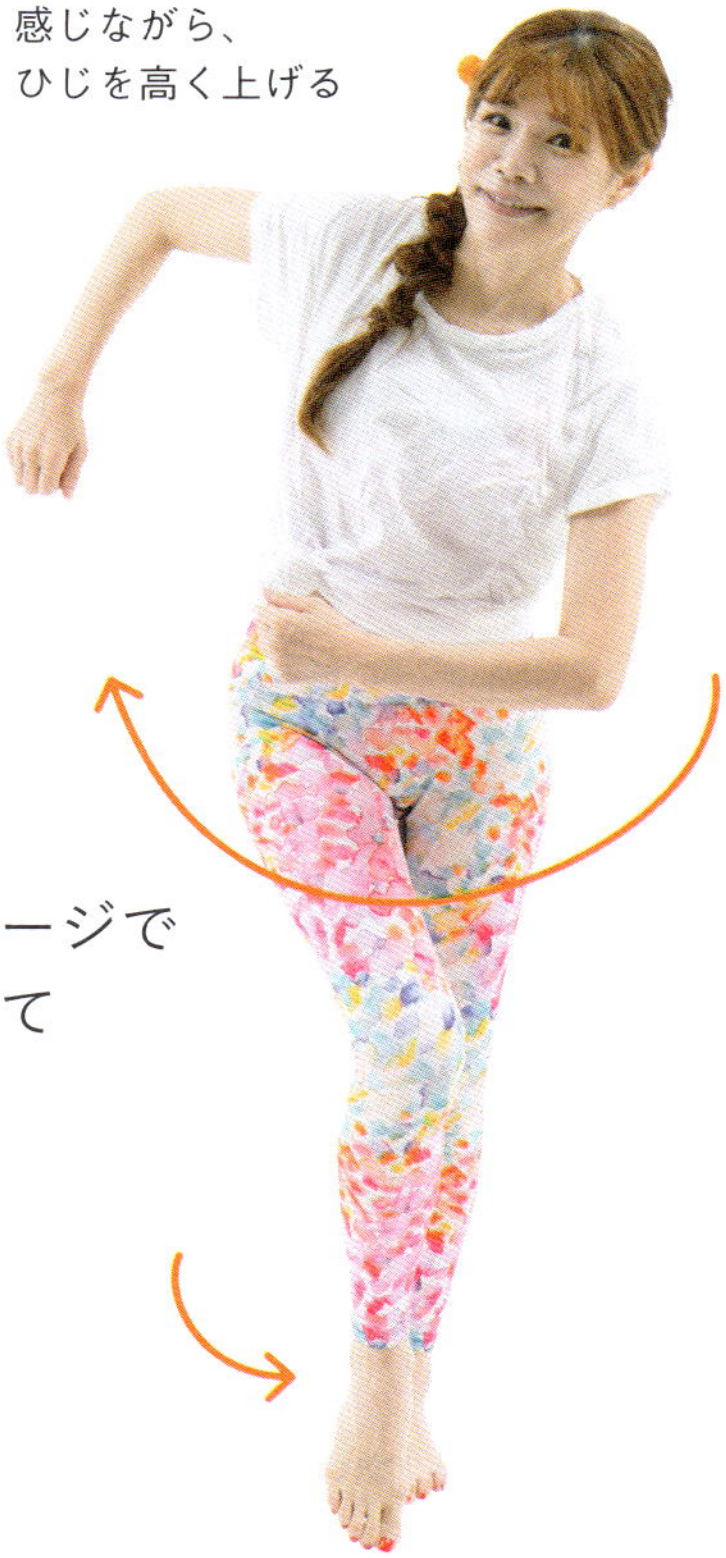
脇腹のねじれを
感じながら、
ひじを高く上げる

2　左ひじと右ひざを
寄せるようなイメージで
体を内側にひねって

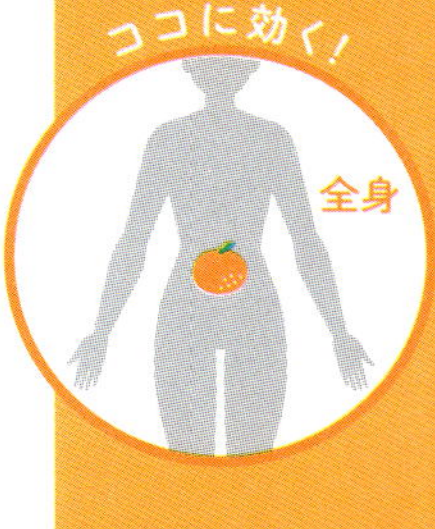
ココに効く！
全身

3　脚も腕も大きくグッと振り上げる！

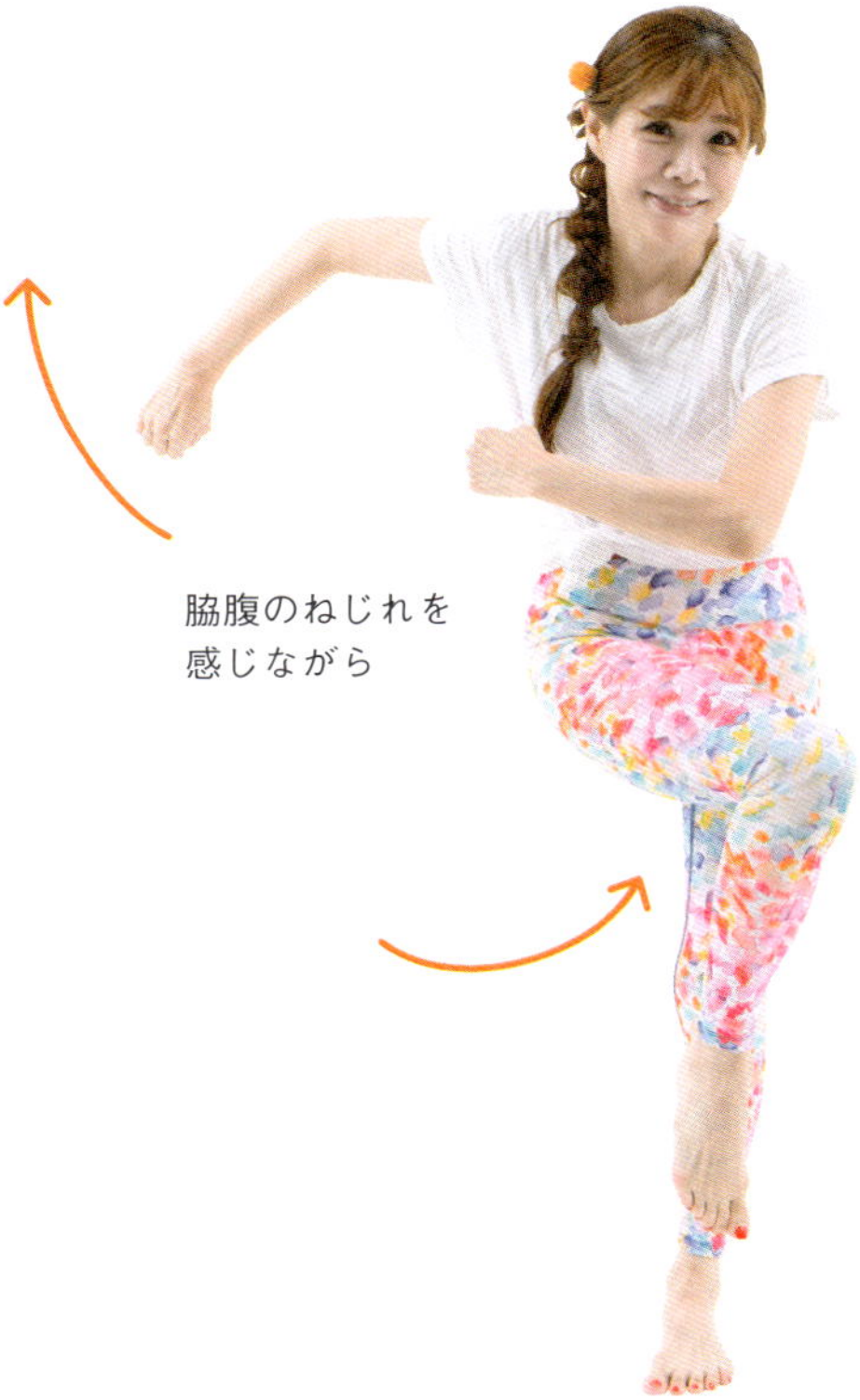
脇腹のねじれを
感じながら

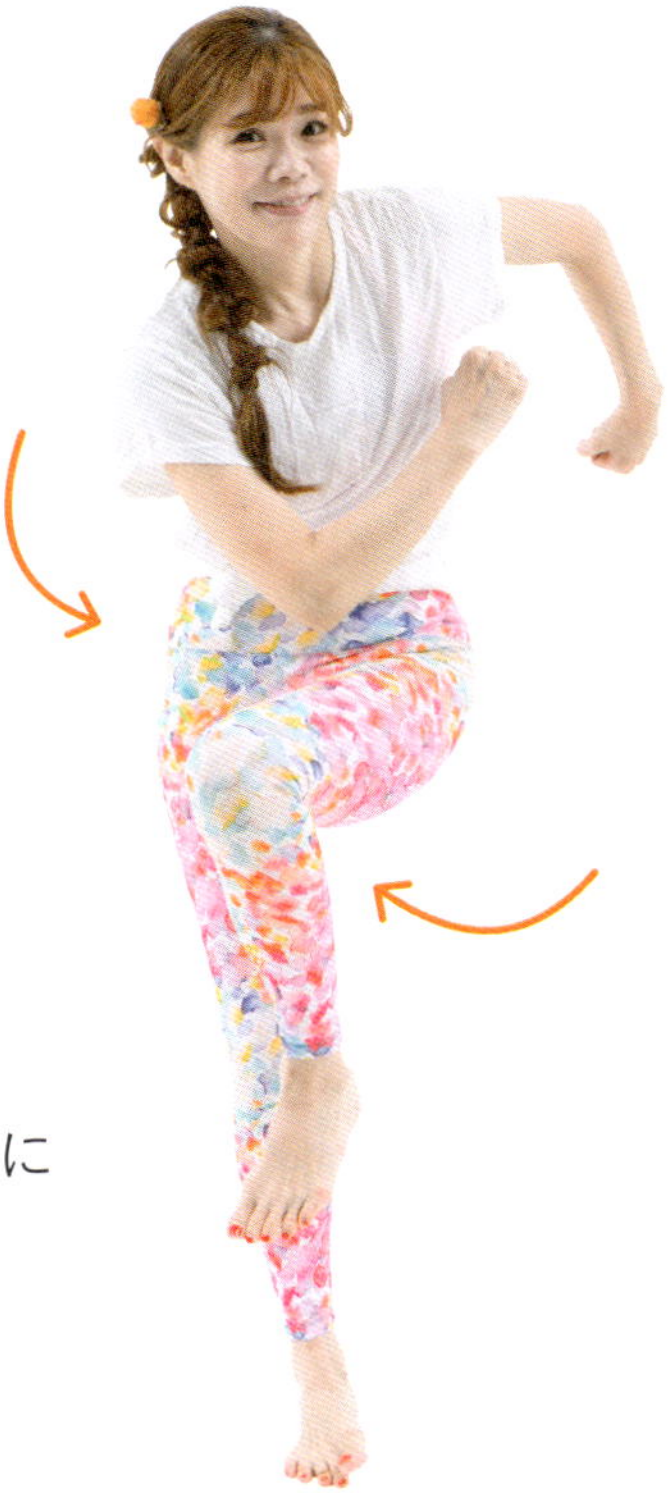

4　反対側も勢いよく！　振り子に なったつもりで繰り返す。

Point

ひざを内側にグイッと入れて、しっかりウエストをひねろう！　身体の軸をブラさず、息を止めないように！

体操2

オープンドアステップ

ワン、ツー、ワン、ツーとリズムにのって楽しく全身痩せ♪

ココに効く！

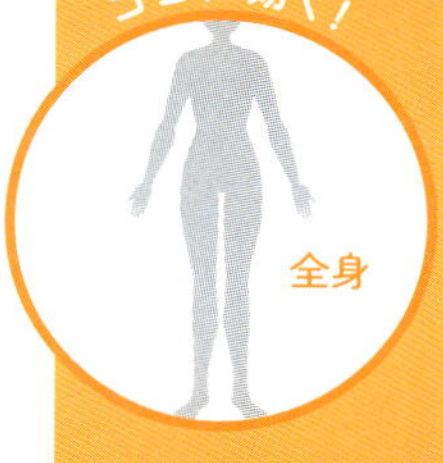

1 まっすぐ立って両手を体の正面で合わせる。

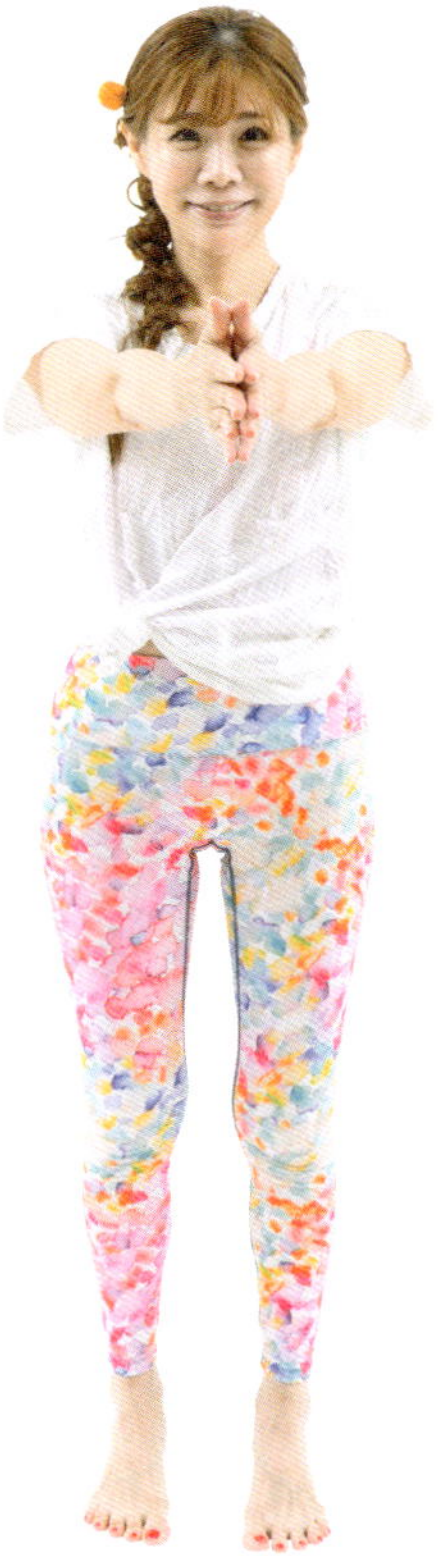

ひじはまっすぐ前にのばす

足は肩幅くらいに開く

2 右腕と右足を後ろに開いて足をクロス！

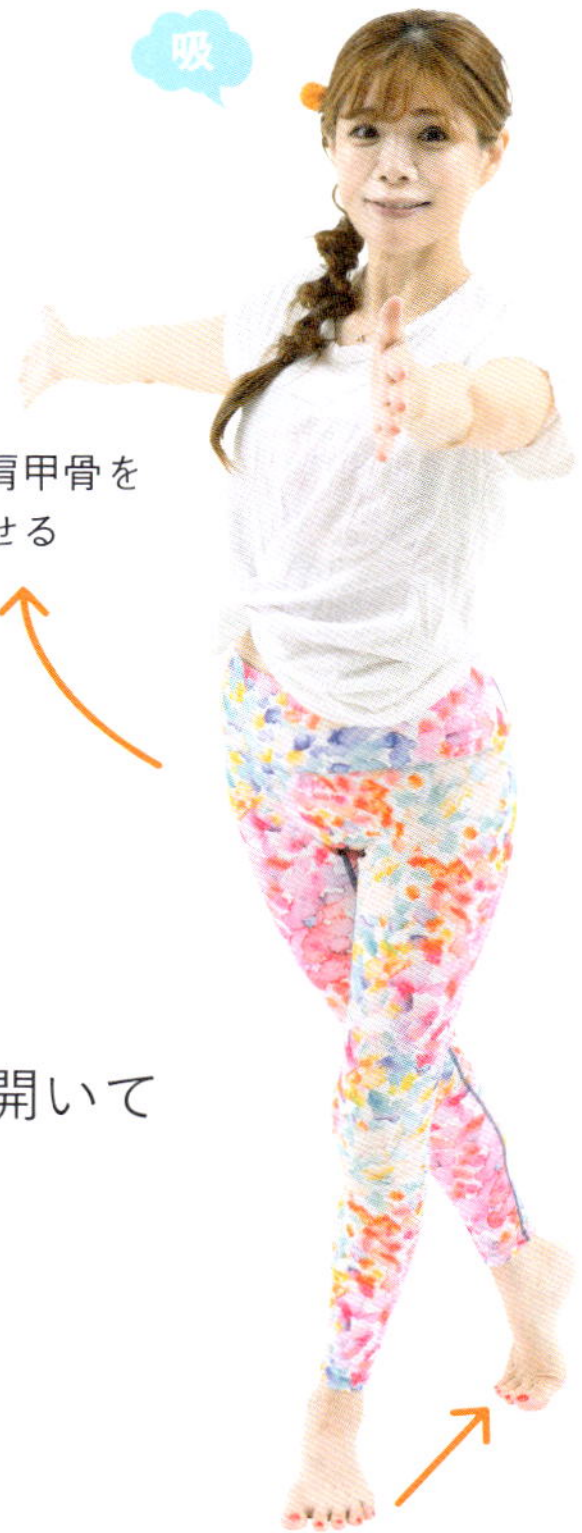

顔は前に向けたまま！

胸を開いて肩甲骨をグイッと寄せる

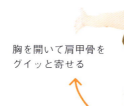

3　呼吸を止めずに元に戻して

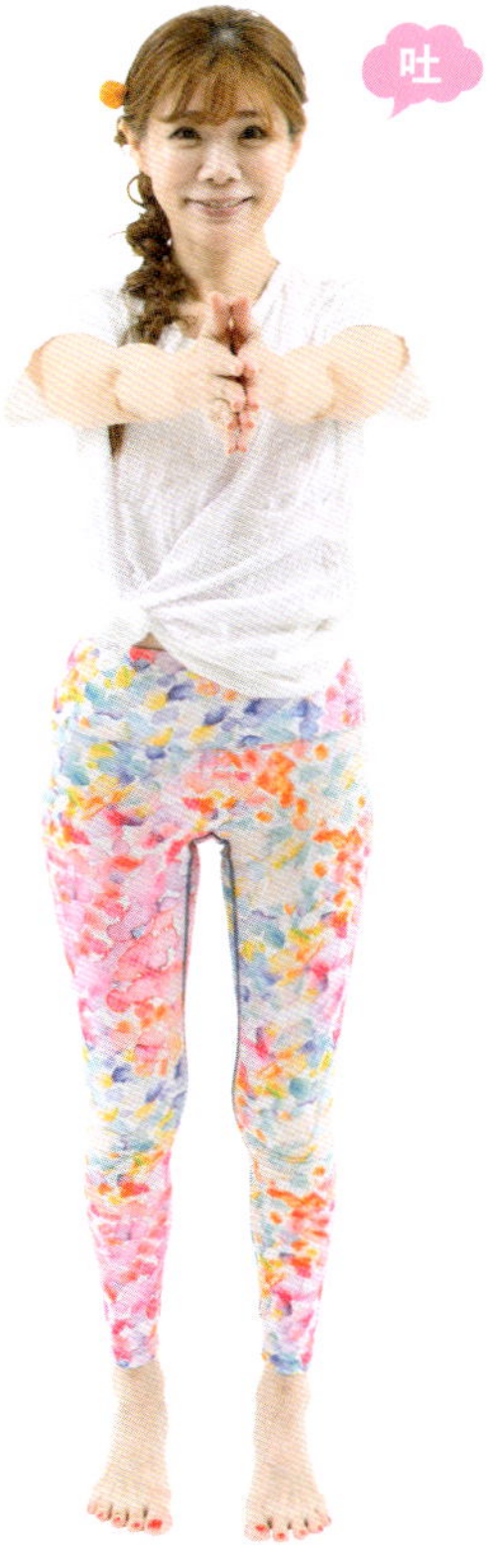

4　反対側も同じように！楽しくステップを繰り返す。

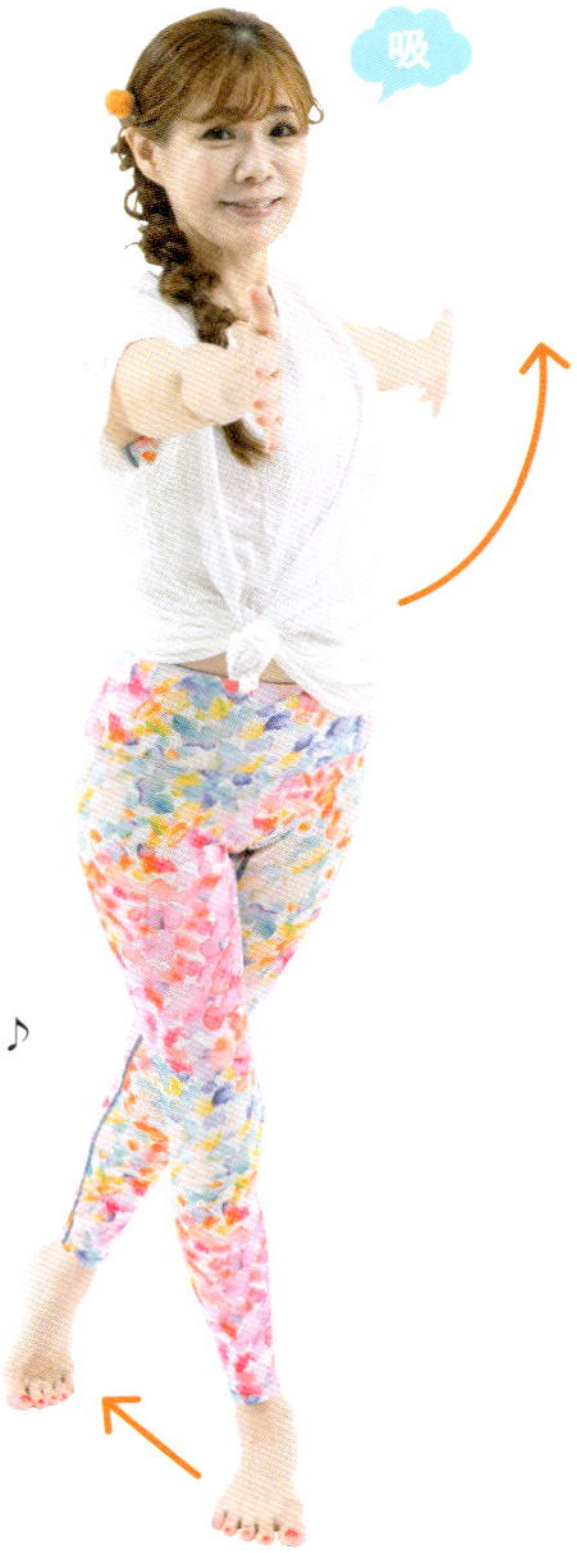

フッフッと呼吸に
合わせて軽やかに♪

Xの動画はこちら！

体操
3

バタフライステップ

ねこ背解消&全身バランスよくきれいに痩せる！

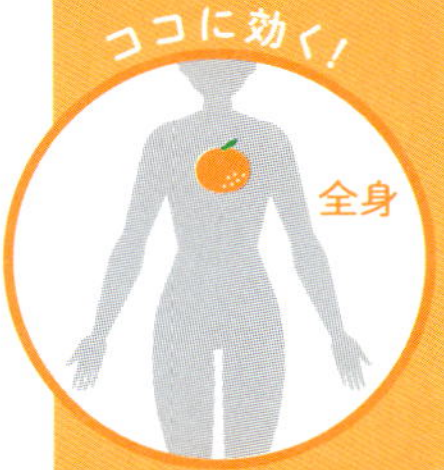

1 両足を肩幅に開き、両腕を上げて手のひらをクラップ！

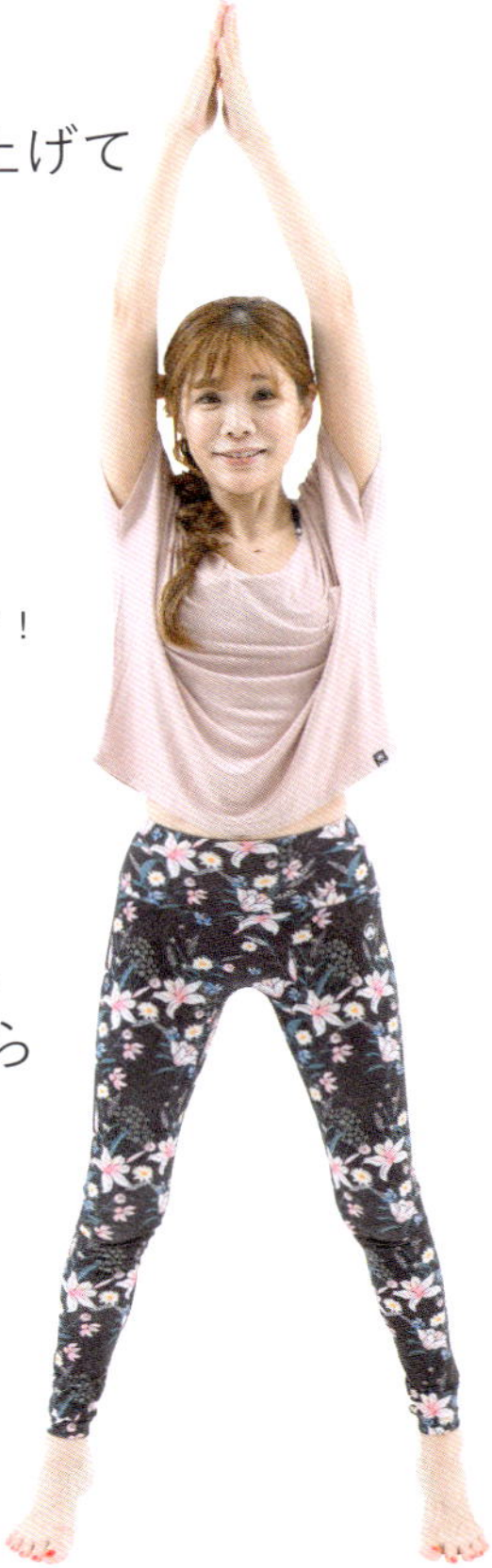

背すじはまっすぐ！

2 ダンスするように軽やかに、左足を後ろにクロスしながら手を振り下げて

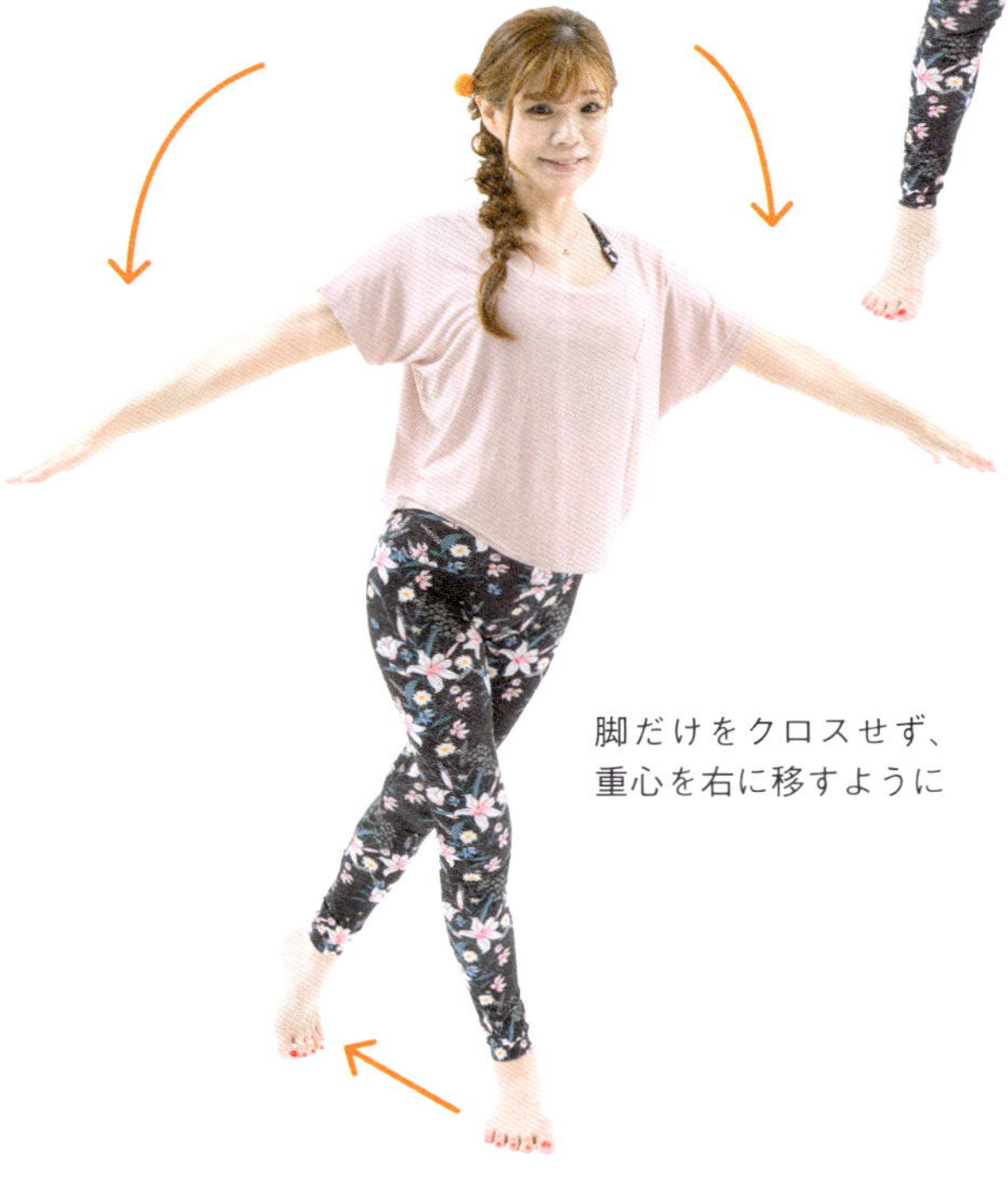

脚だけをクロスせず、
重心を右に移すように

3　両手を後ろでクラップ！

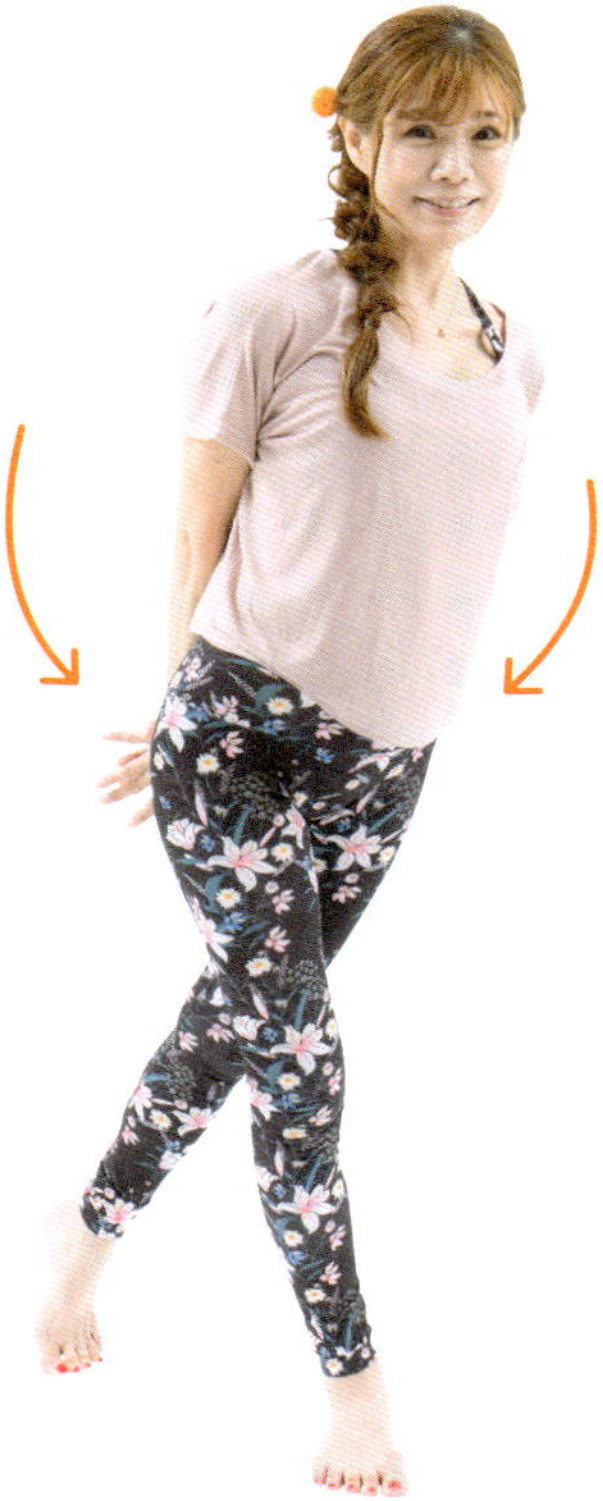

4　軽やかに１に戻り、右足を後ろにクロスして両手を後ろでクラップ！１分間繰り返す。

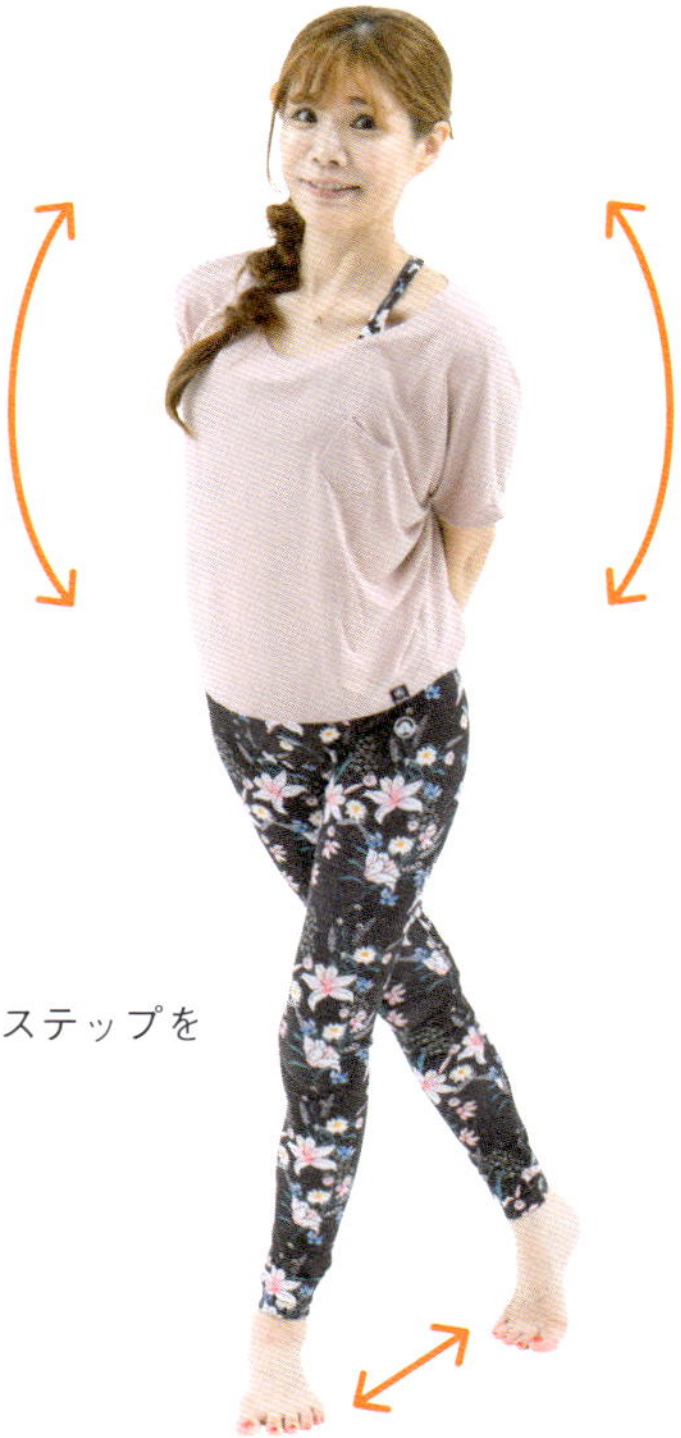

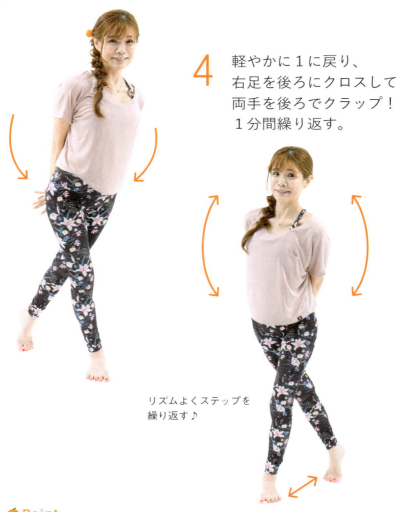

リズムよくステップを
繰り返す♪

Point

重心を中心、右、中心、左、と移すように！「ワン、ツー♪ワン、ツー♪」と呼吸を止めずに楽しくステップしよう。

体操 4

床タッチ

体を大きく動かして全身痩せ。勢いよく発散！

1 足を開いてひざを曲げる。

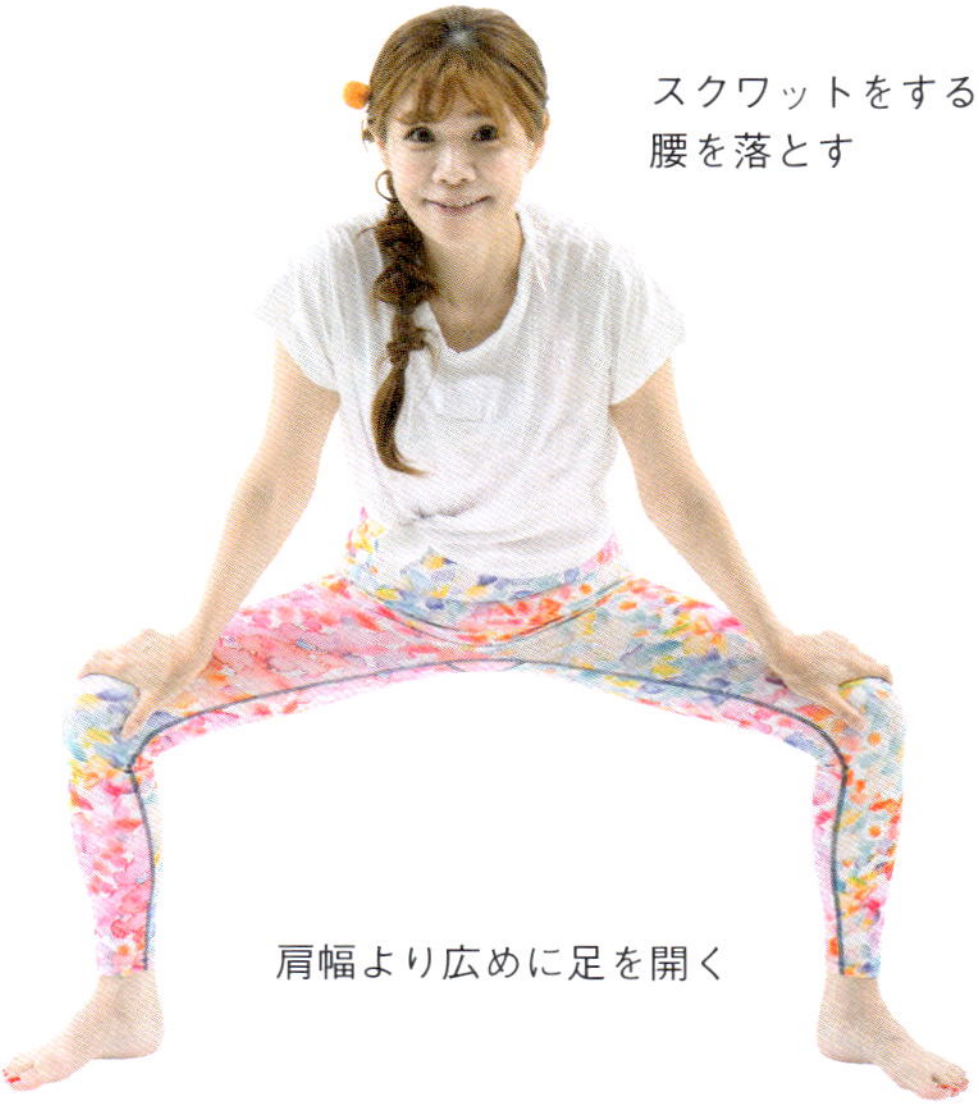

スクワットをするように
腰を落とす

肩幅より広めに足を開く

2 両ひじを曲げ、体を大きくひねって右手指先を床にタッチ！

左のひじを引き上げる

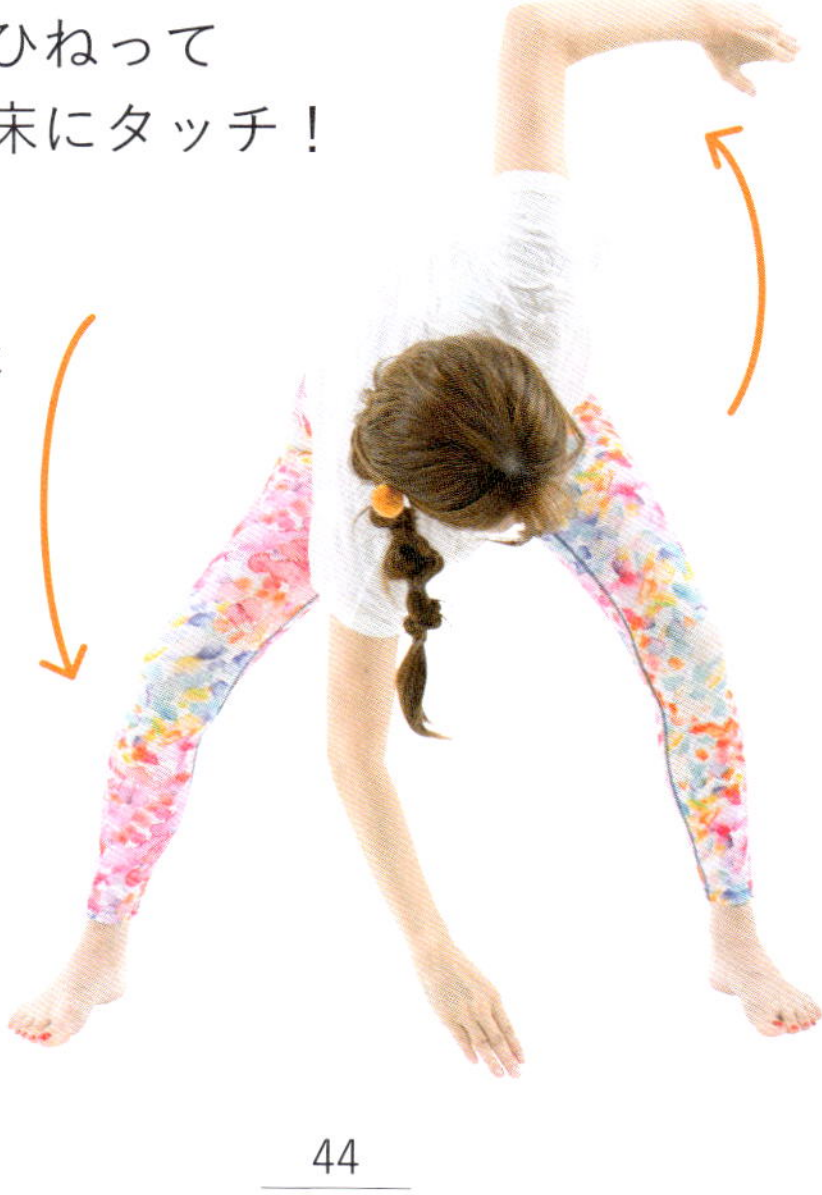

頭から背すじを軸に

ココに効く！

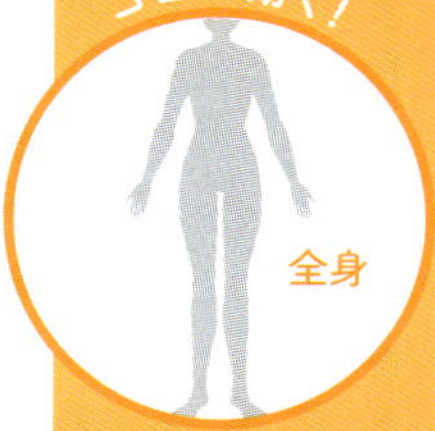

3 反対側も同様に！　リズムよく繰り返す。

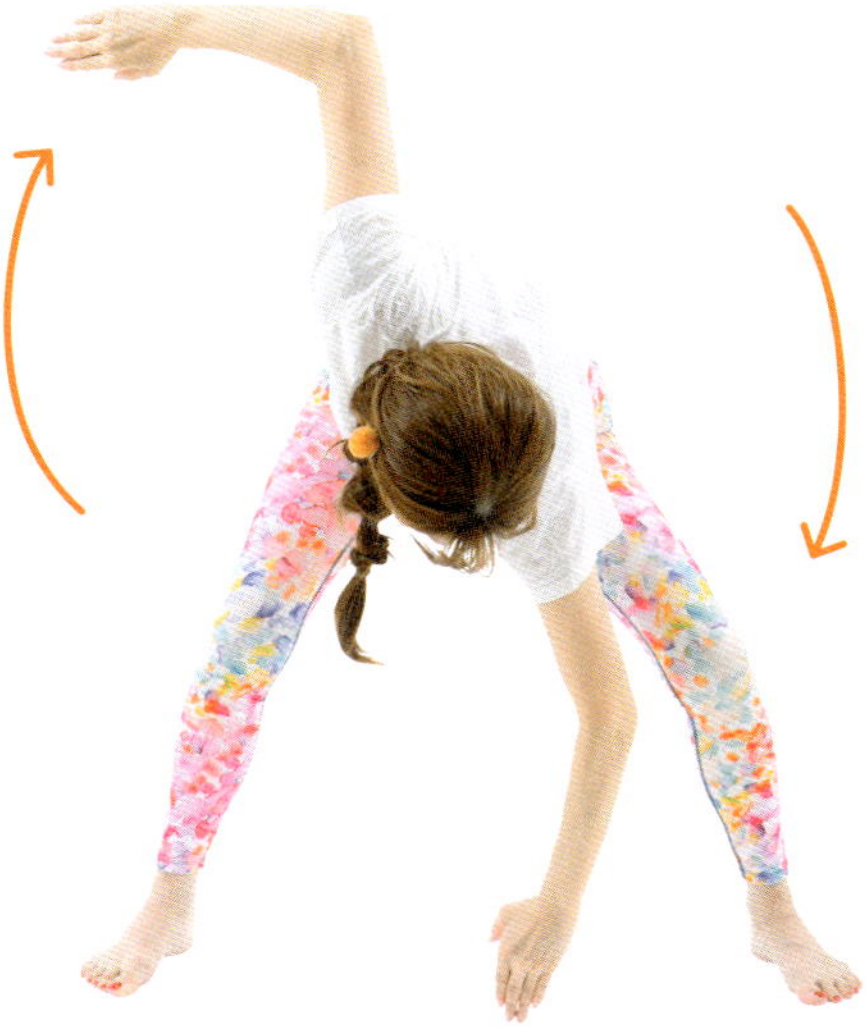

Xの動画はこちら！

体を動かし慣れていない人は……

足を開いてひざに手をおき、左右の肩を内側に入れるように動かしてから始めましょう。

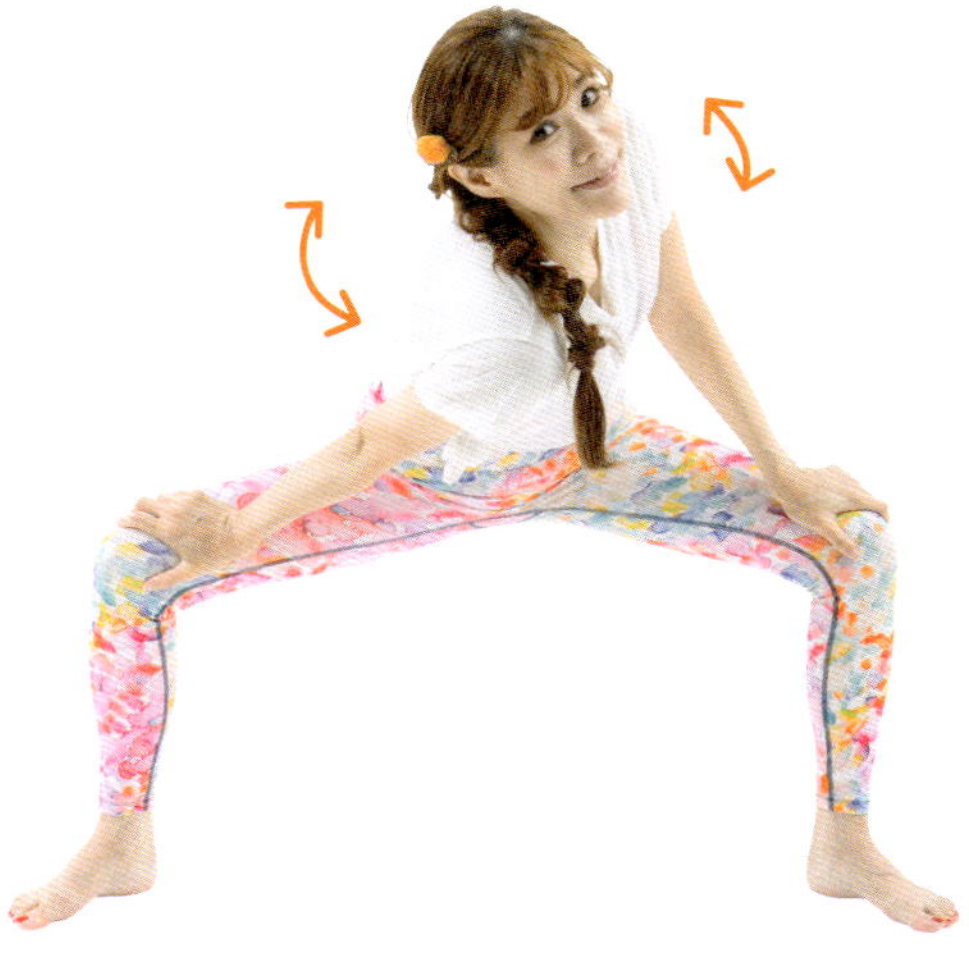

体操
5

肩床タッチ

運動不足を一気に解消！　肩こり、お腹・全身すっきり痩せ

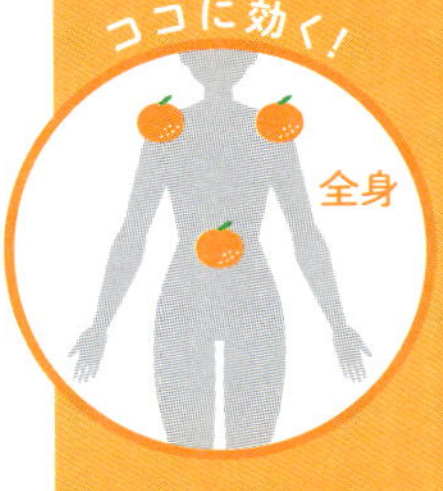
ココに効く！
全身

1　四つんばいになり、両手を大きく広げて手をつく。

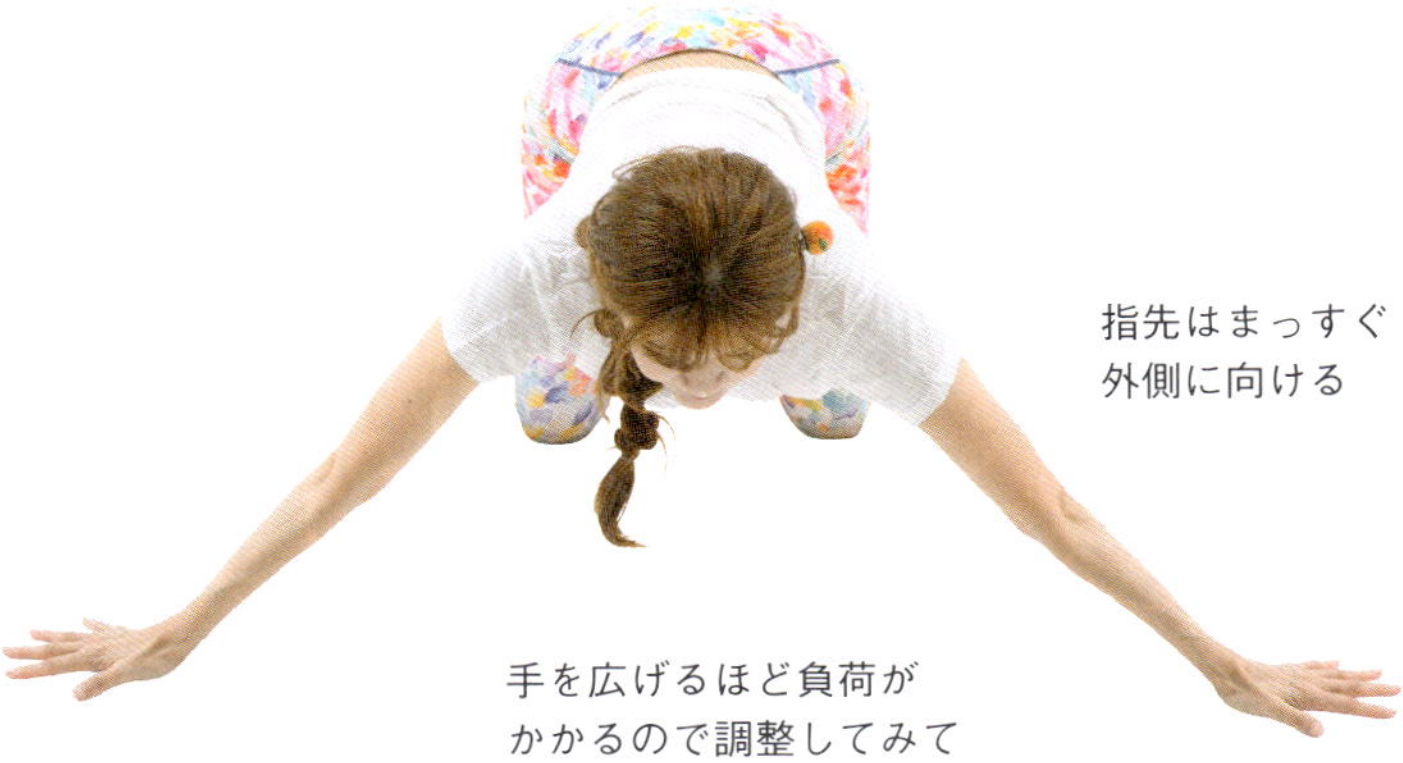
指先はまっすぐ
外側に向ける
手を広げるほど負荷が
かかるので調整してみて

2　肩を落としてひねるように床にタッチ。

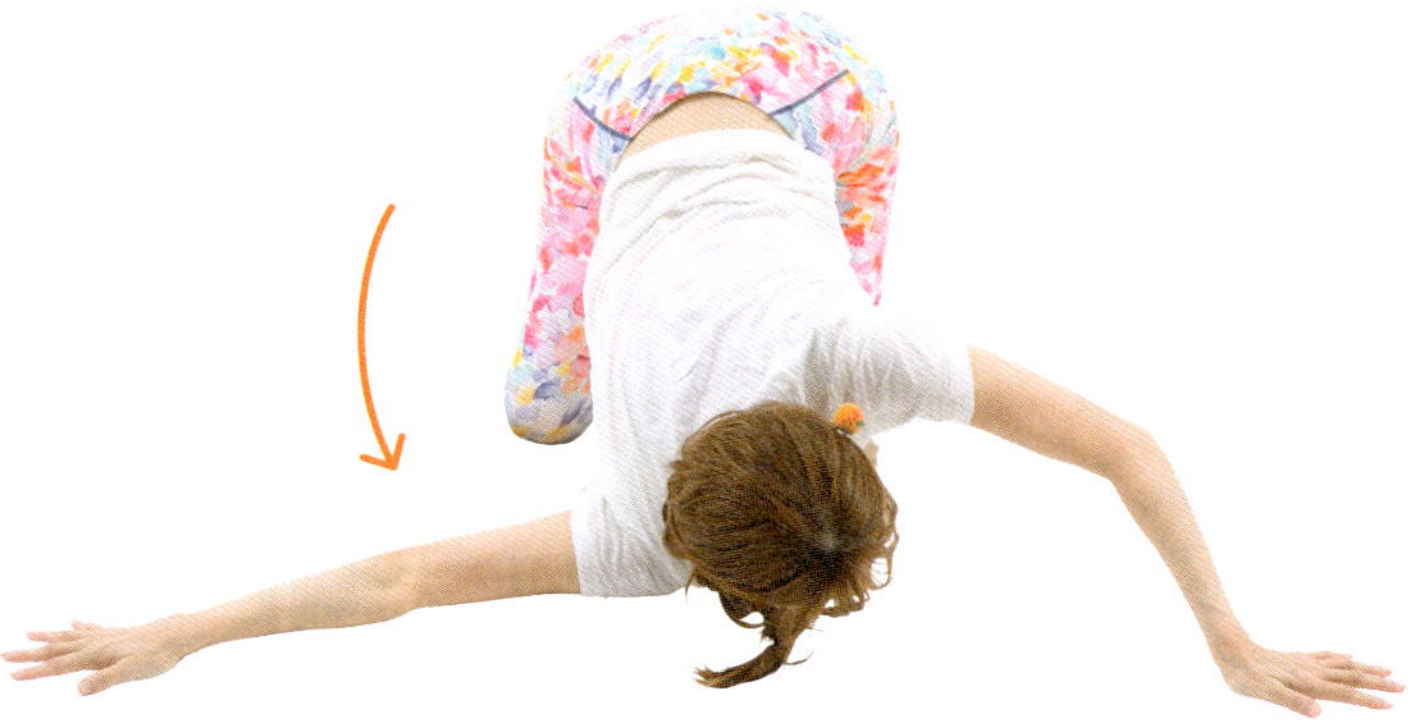

3 反対側も同じようにタッチ。繰り返す。

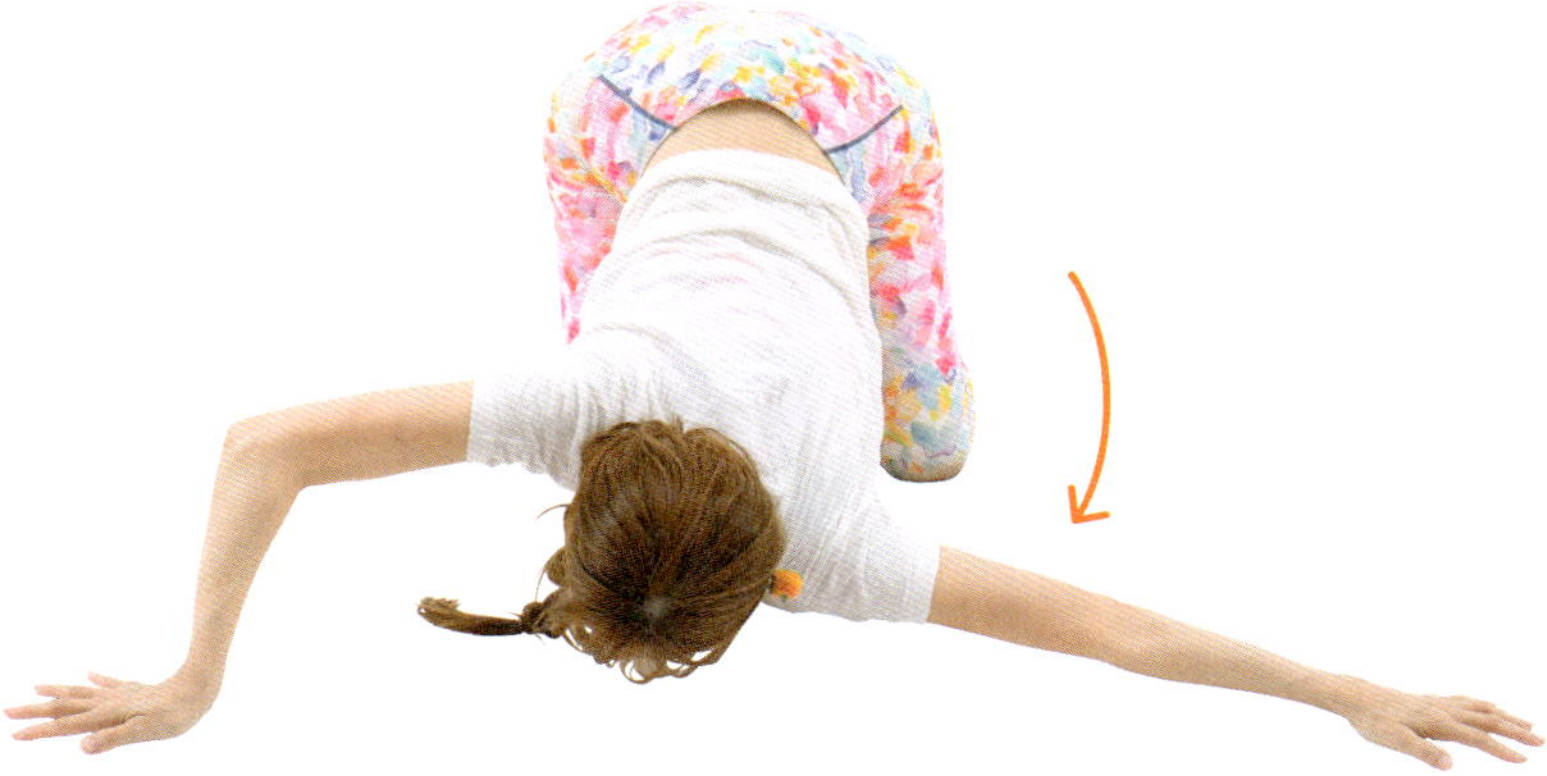

Point

肩甲骨をグッと入れるようにゆっくりやろう！　ひざが痛かったり、床が滑る場合はタオルなどを敷いてね。

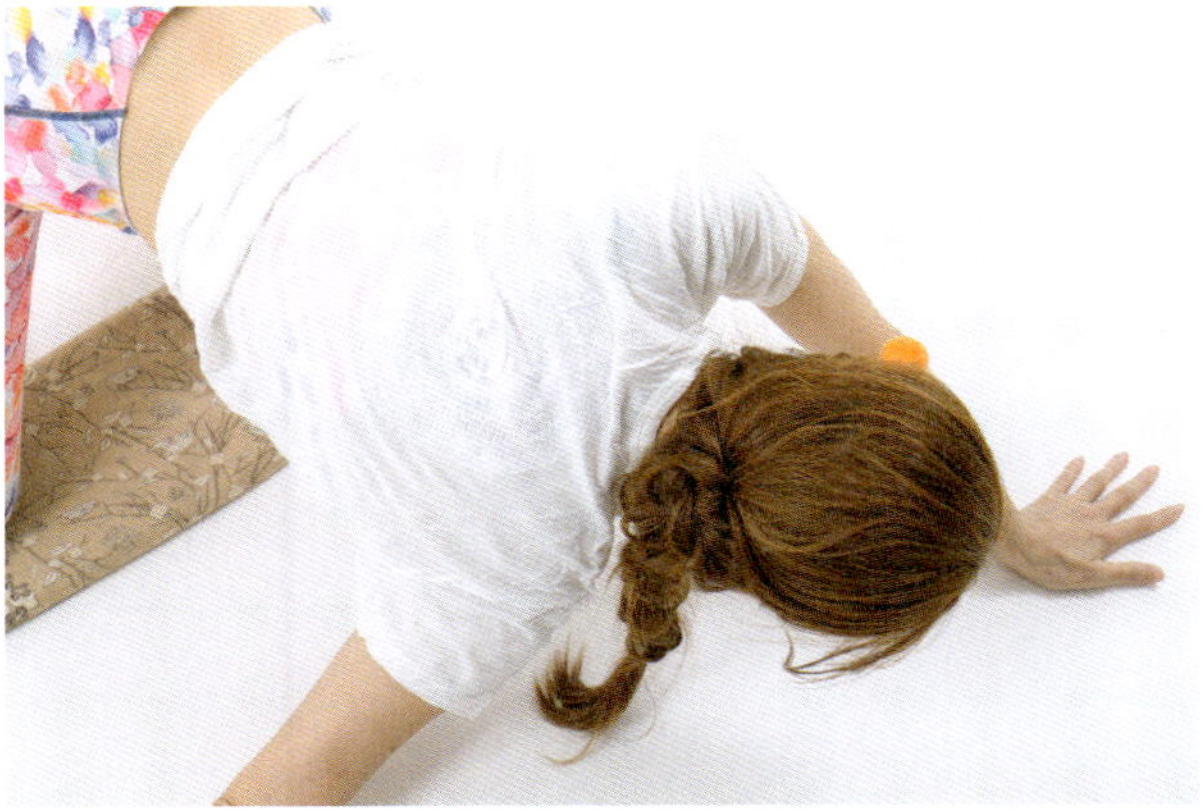

Xの動画はこちら！

体操6

モンキーダンス

肩こり、たるみ背中、二の腕、脇腹、全部撃退！

1 右手は上、腰は左に、
大きく振り上げてウキー！

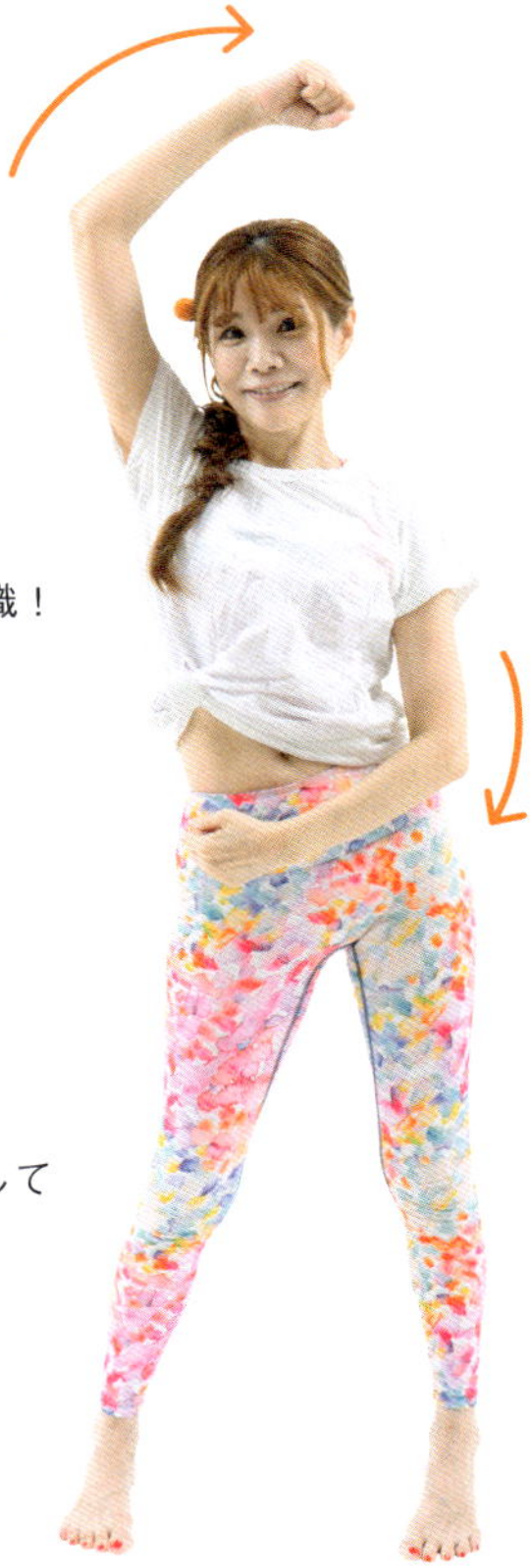

わき腹と下腹を意識！

足は肩幅

2 腕を大きく回すように、
反対側にウキー！
リズムにのって繰り返す。

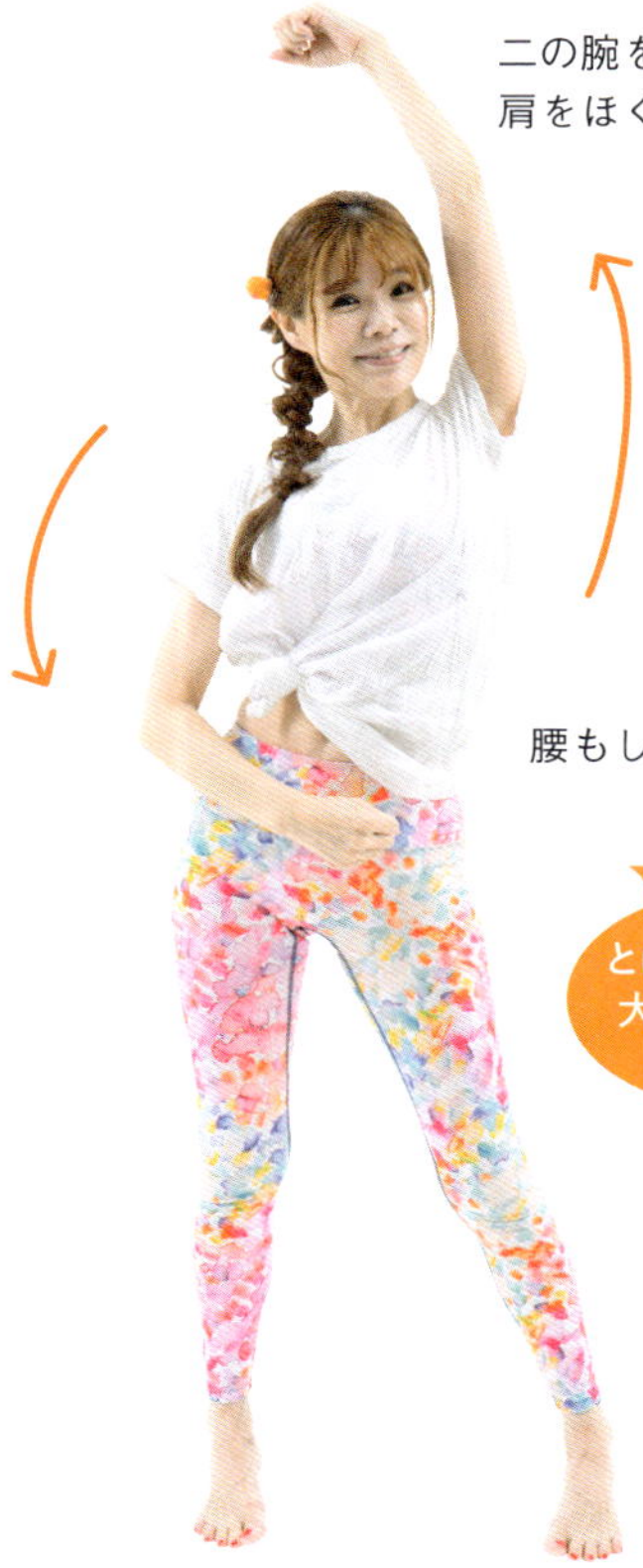

二の腕を意識して
肩をほぐす

腰もしっかりと振ること！

とにかく楽しく
大きく笑顔で
ダンス♪

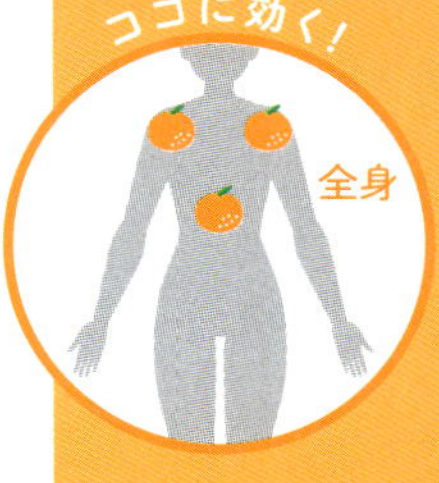

体操 7

らくちん腕立て

背すじと身体の軸を鍛える&あごのラインをシャープに

1　四つん這いになり、両手で床に三角形を作る。

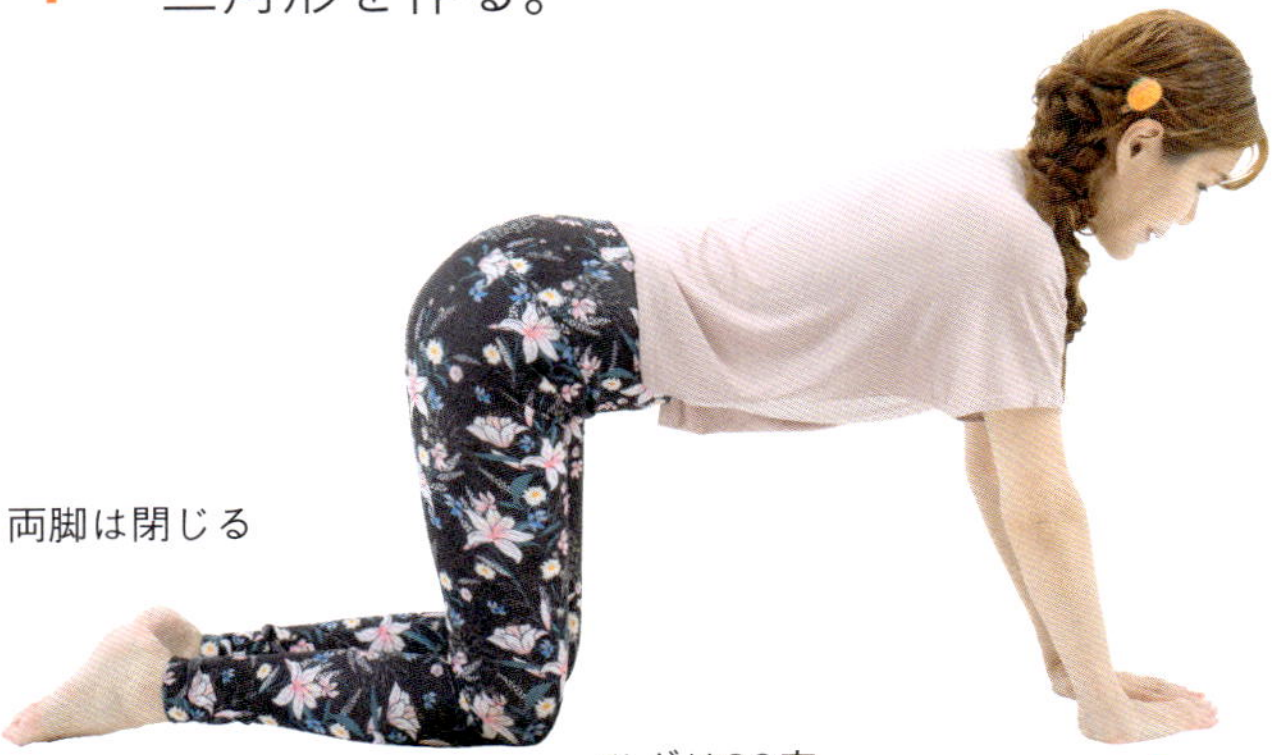
両脚は閉じる
ひざは90度

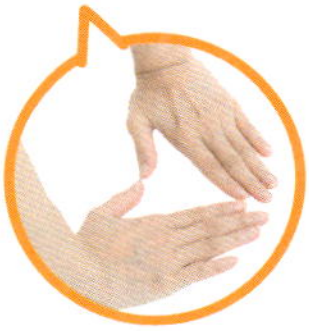

2　胸を真下に下げるようにして、腕立て伏せをする。

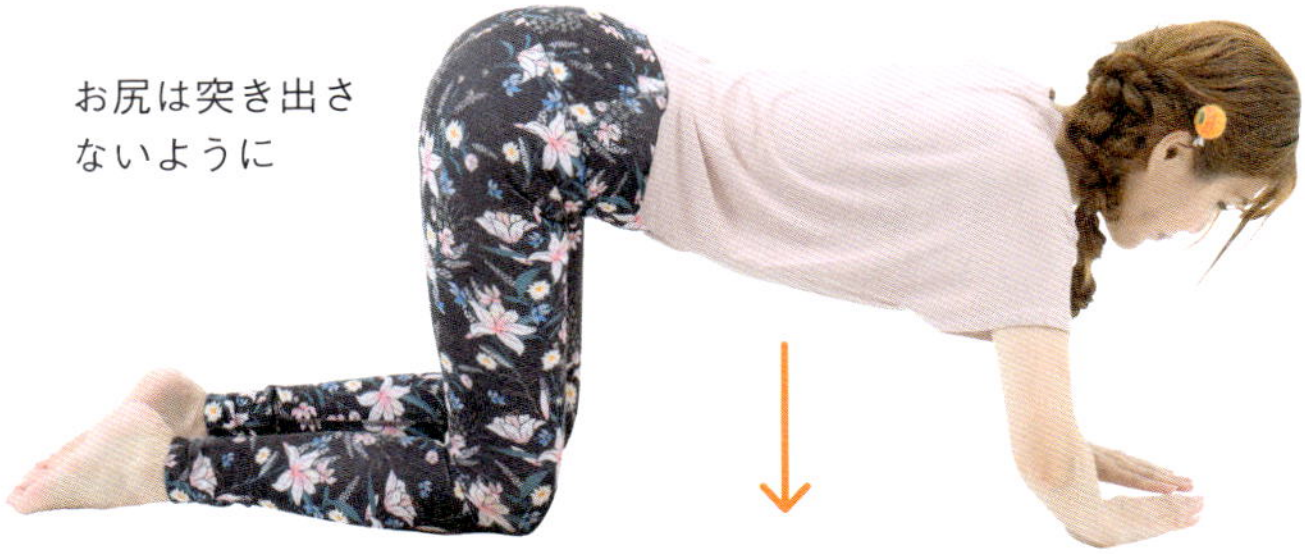
お尻は突き出さないように

ココに効く!

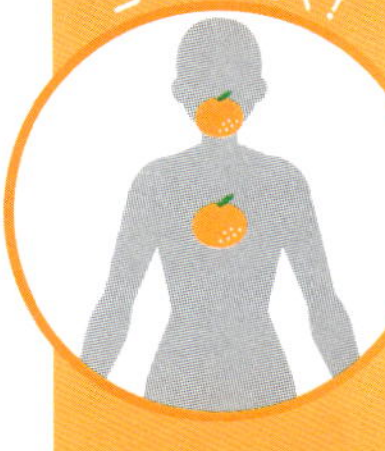

Point

あご下のラインにある胸鎖乳突筋を鍛えられるので、二重あごを解消してほっそりシャープなフェイスラインに!

ひざの下にタオルなどを敷くとよいです。

体操
8

薪割り腹筋

全身痩せ、脂肪燃焼、ポッコリお腹に！

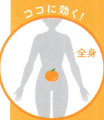

1 あおむけになり、壁に足の裏をつける。

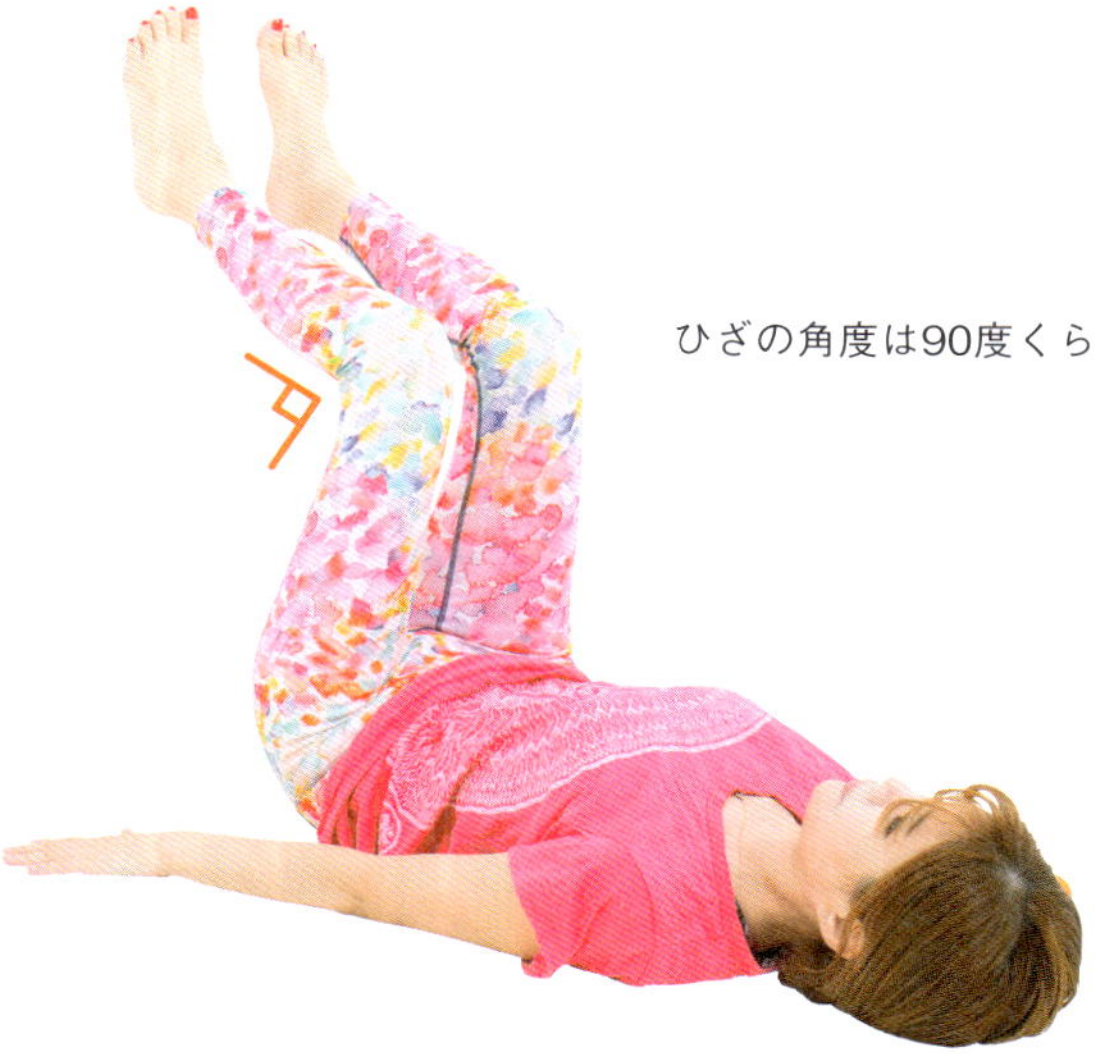

ひざの角度は90度くらい

2 両手をのばして頭の上で手を合わせる。

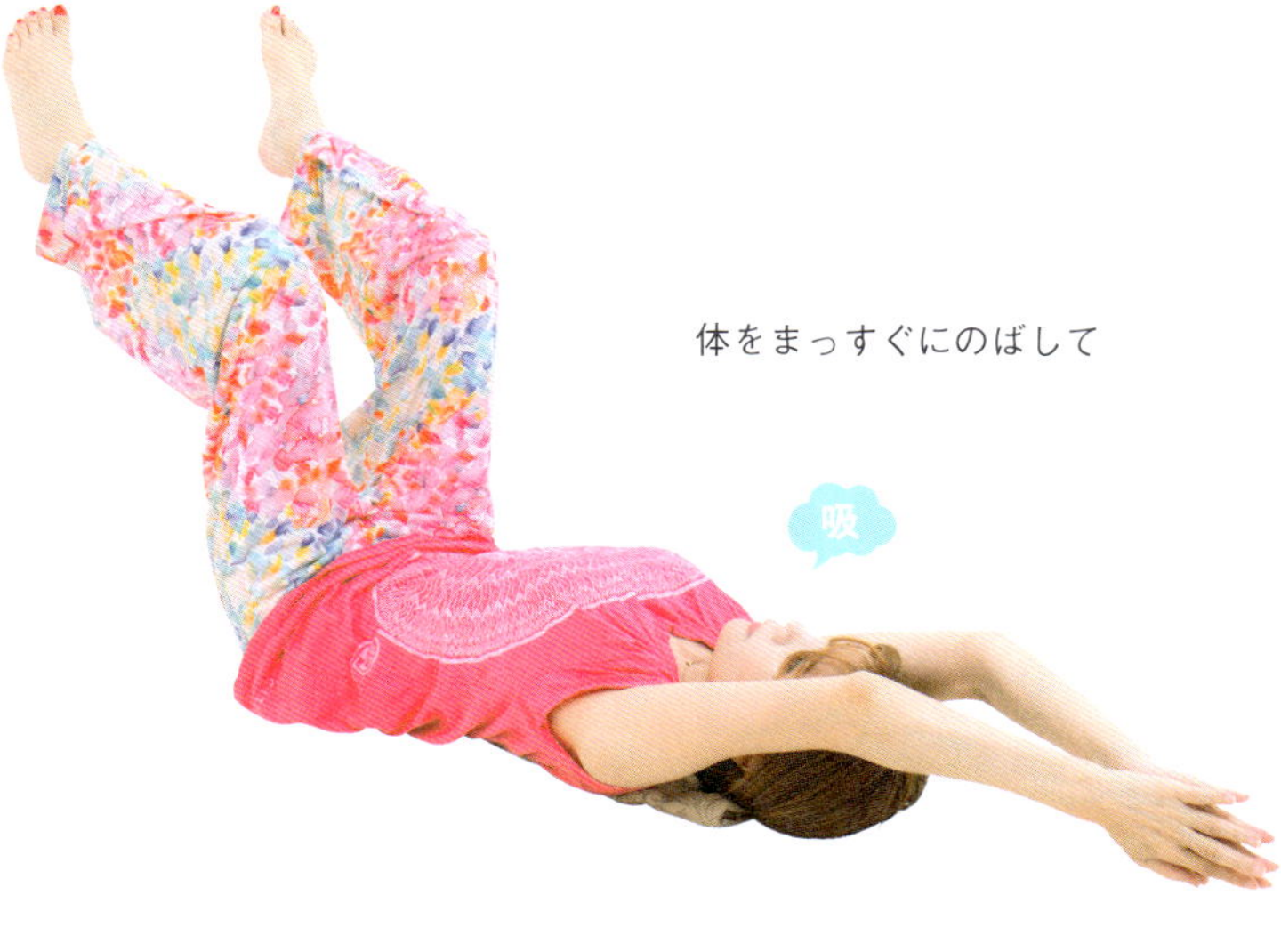

体をまっすぐにのばして

3 手を足の間に振り下ろしながら腰を浮かす。2、3を繰り返す。

足の裏で壁を押す！
足が壁から離れないように

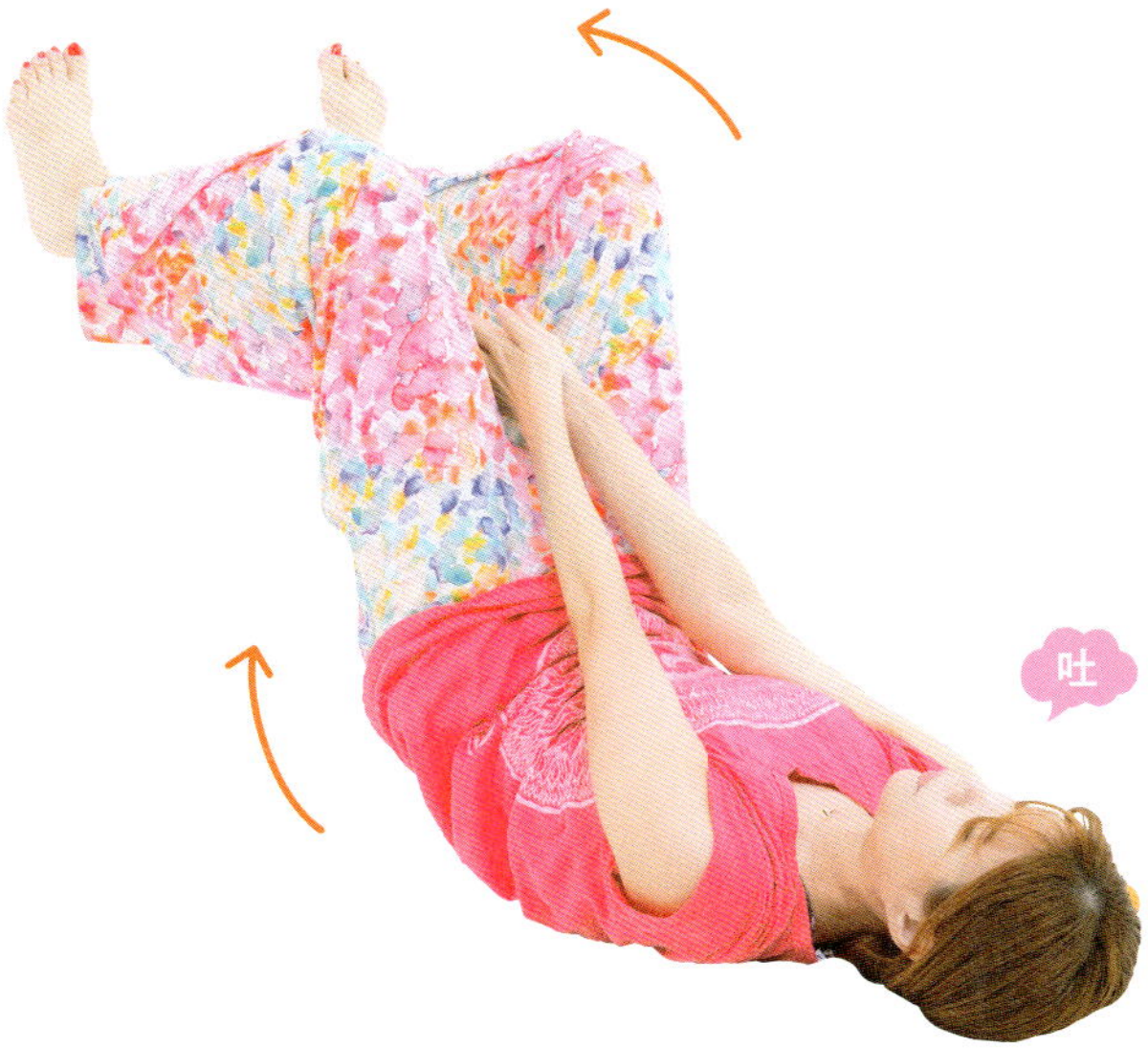

Point

息を止めずにふうーっと吐きながら♪ゆっくりでもいいのでしっかりと！
首の下が痛いときや、首や背中が床で滑る場合はタオルなどを敷いてみて。

体操 9

バンザイヒップアップ

ぽっこり下腹を撃退！

1 壁に肩をつけて両足を１歩前に出し、
両手を大きくバンザイ！

2 両手を下げながら
腰をキュッ！と
上に引きあげる。
１分間繰り返す。

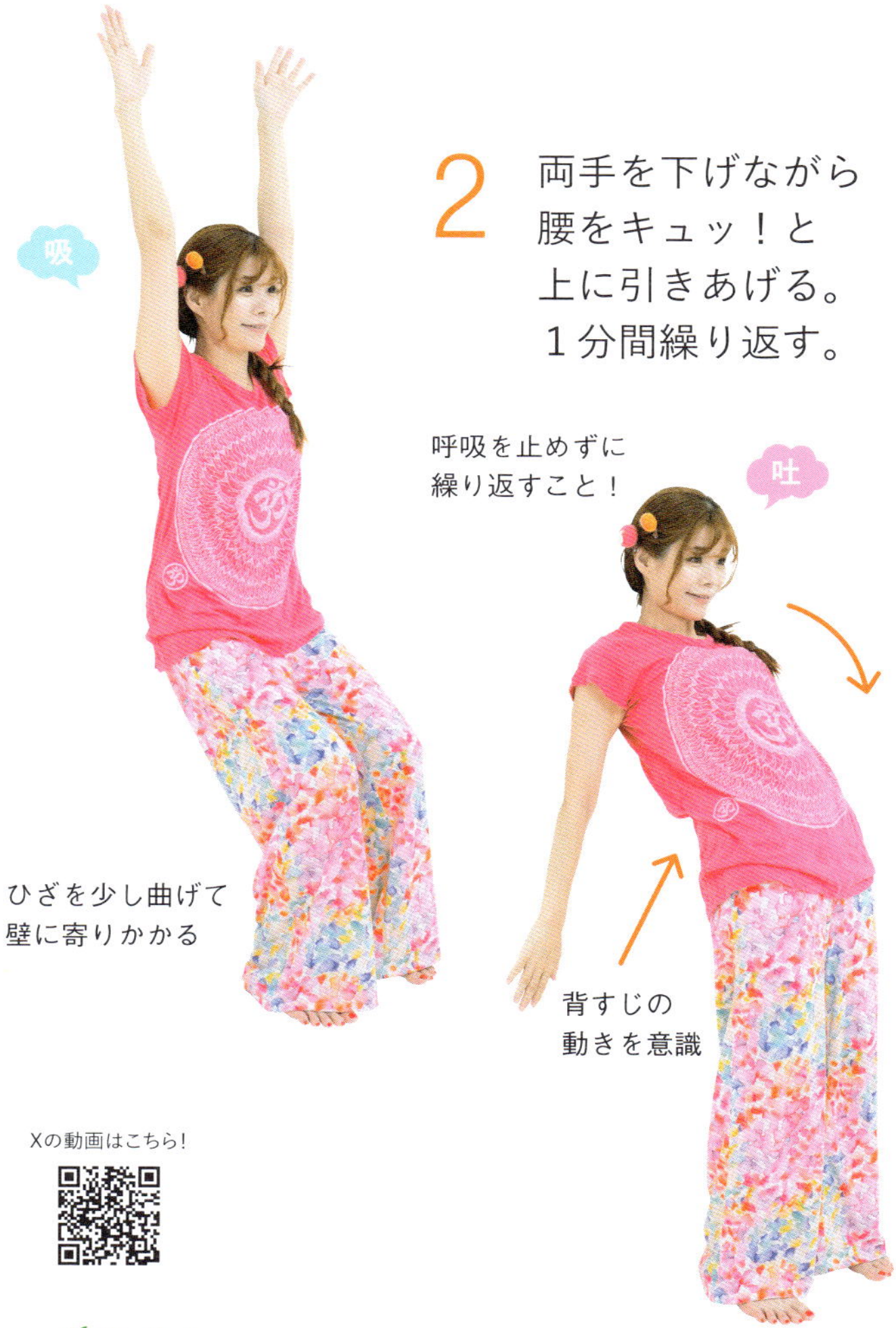
吸
吐
呼吸を止めずに
繰り返すこと！
ひざを少し曲げて
壁に寄りかかる
背すじの
動きを意識

Xの動画はこちら！

ココに効く！
全身

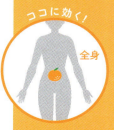

Point

腰が反らないように注意！　背骨全体を壁にぴったりとつけたら、自然とお腹に力が入るよ。

体操10

二の腕ヒップウォーク

二の腕痩せに効果的！　体全体も柔らかくなります

1　両ひじを肩の高さに上げて開き、片足のかかとを上げる。

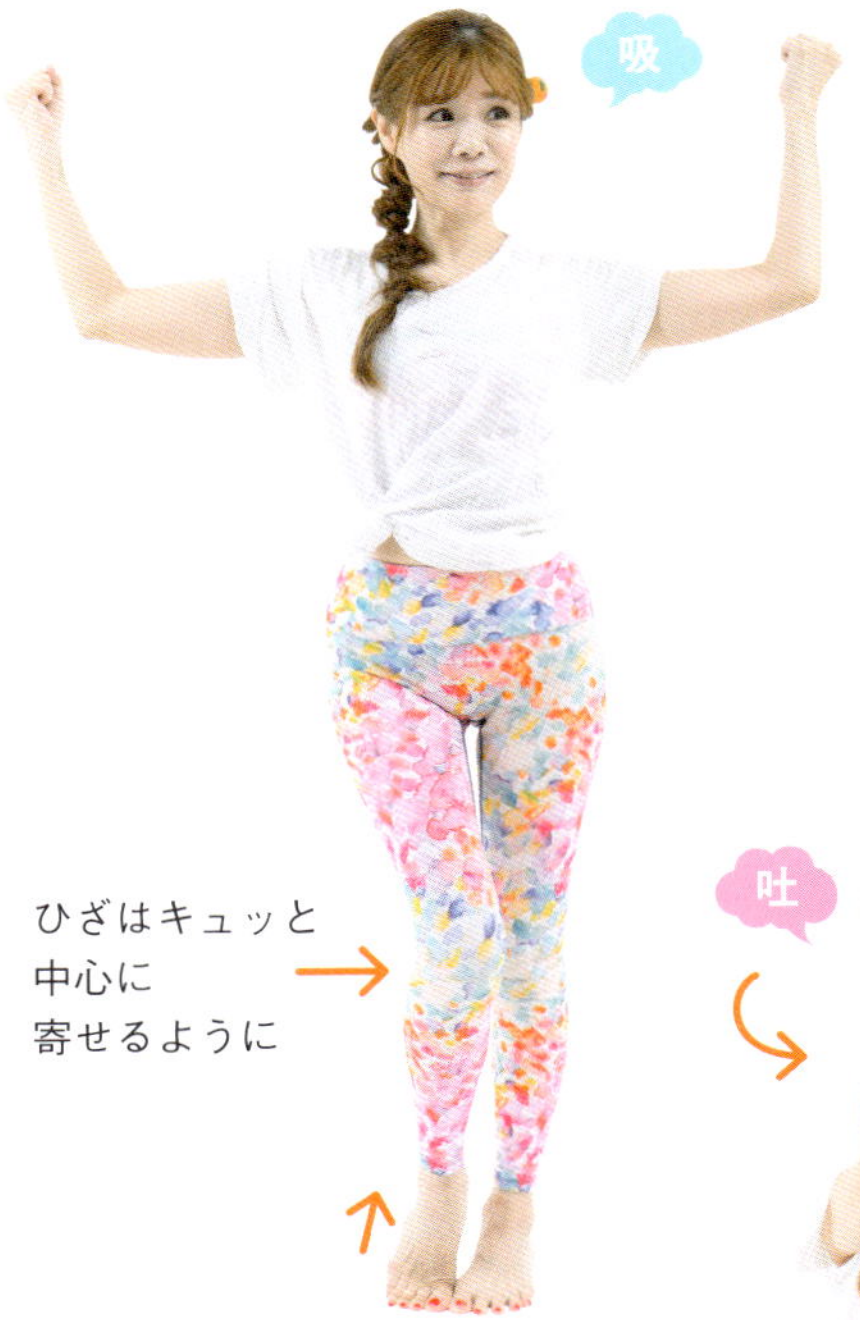
吸
ひじの角度は
90度を意識
ひざはキュッと
中心に
寄せるように

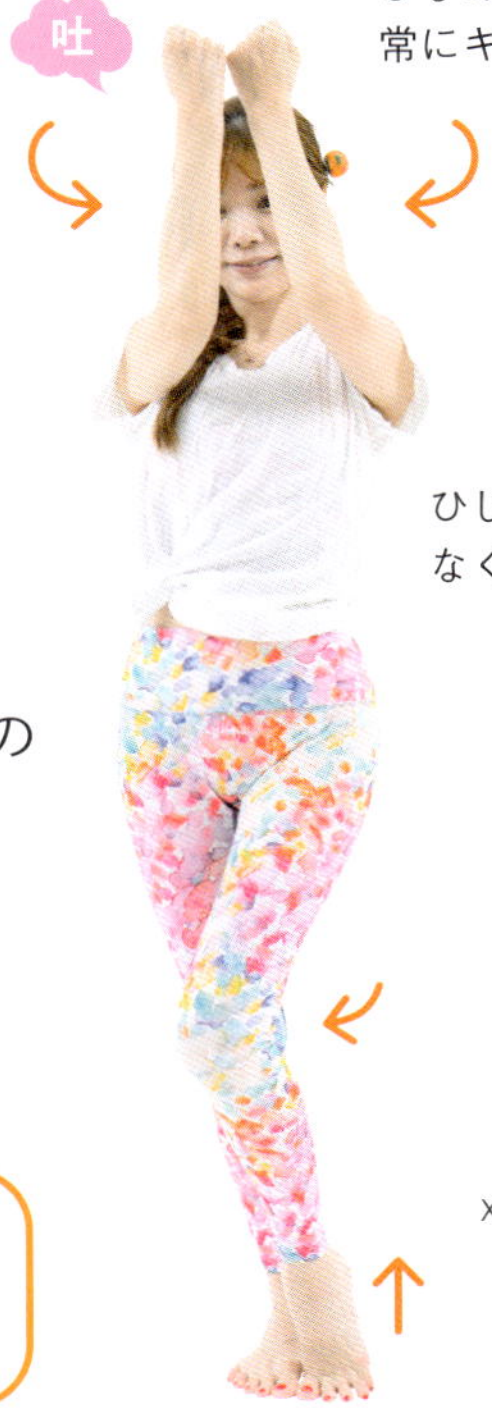
吐
ひじの高さは
常にキープ！
ひじはくっつか
なくても大丈夫

2　両ひじを顔の前で閉じながら、反対のかかとを上げる。1分間繰り返す。

Point

お尻を左右に持ち上げて、
呼吸をしながら動かして。

Xの動画はこちら！

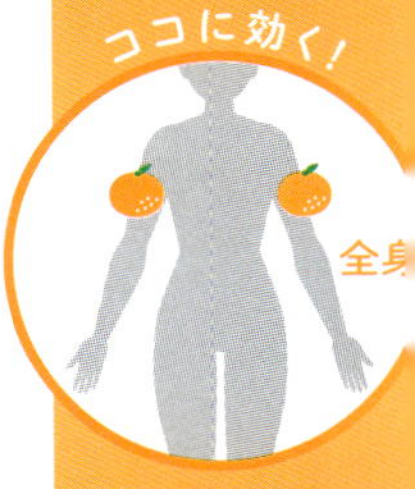
ココに効く！
全身

体操
11

立ち腕立て体操

タプタプ二の腕撃退！ 勢いではなくしっかりと力を入れて

1 壁から１歩離れて立ち、
腕をクロスして手をつく。

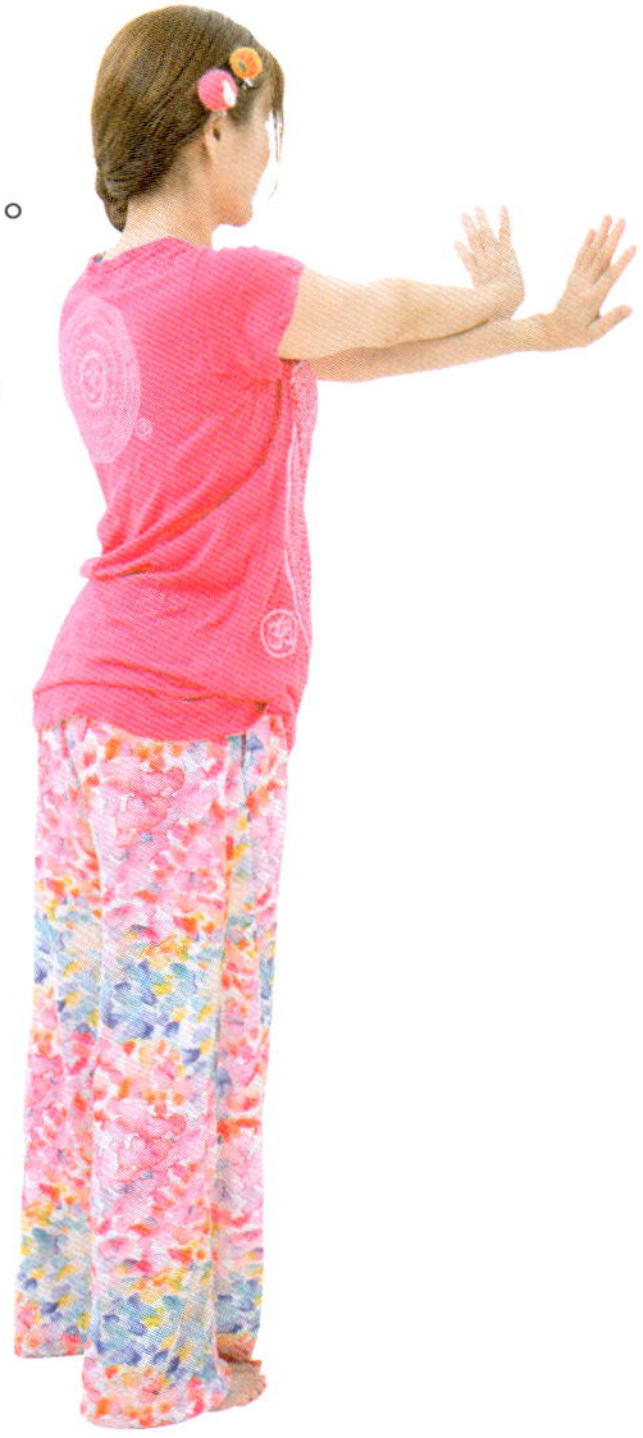

手は胸の高さ

二の腕を意識しながら！

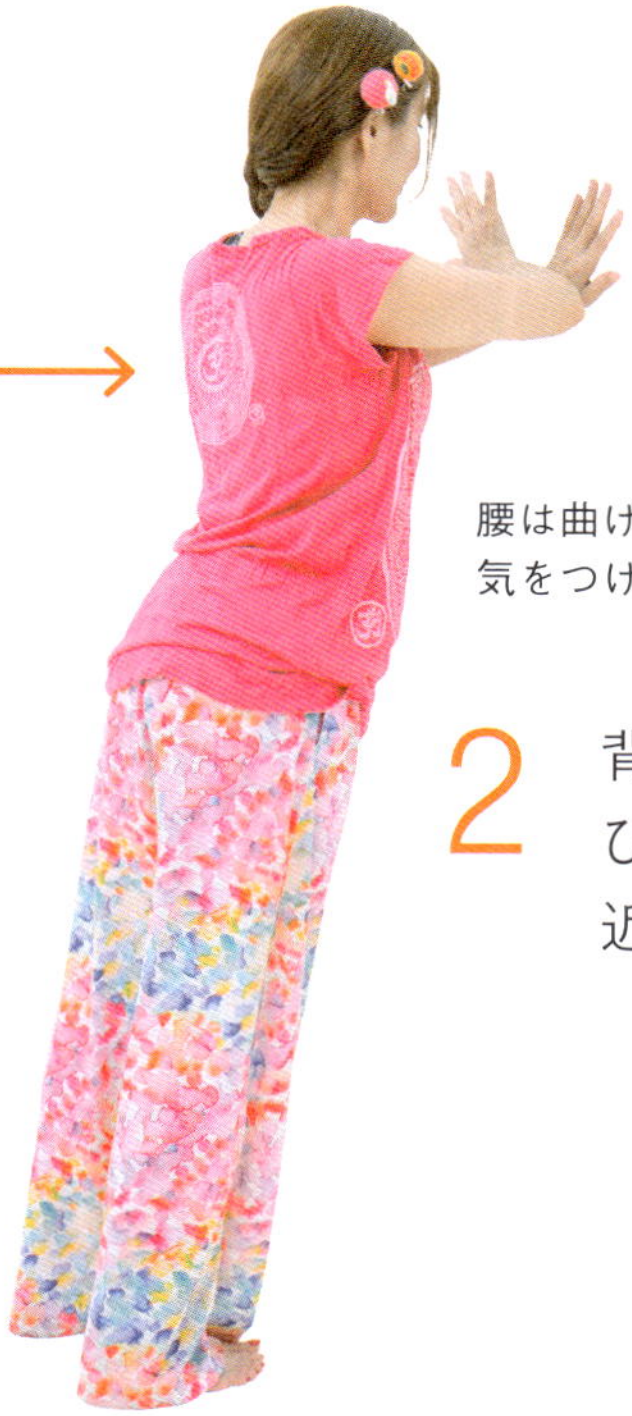

腰は曲げないように
気をつける

2 背すじをのばしたまま、
ひじを曲げて体を壁に
近づける。１分間繰り返す。

ココに効く！

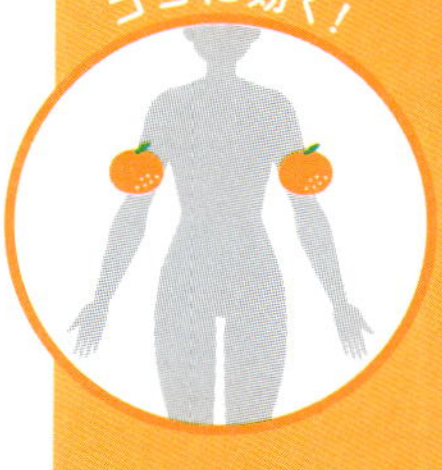

Xの動画はこちら！

体操 12

背のびヒップウォーク

下半身の血流巡りを改善！　ウエスト、二の腕痩せに

1　両手をのばして頭の上で組み、手のひらを上に向ける。

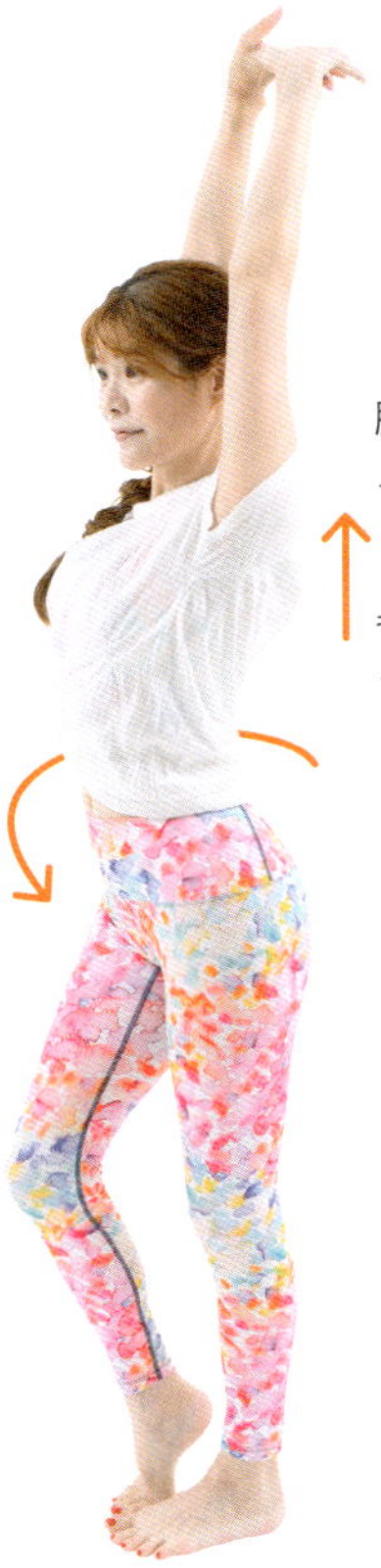
脇から二の腕をストレッチ！
背すじをまっすぐのばす

2　ひざを内側に入れるイメージでかかとを交互にリズミカルに上げる。

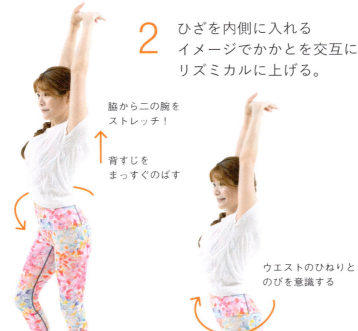

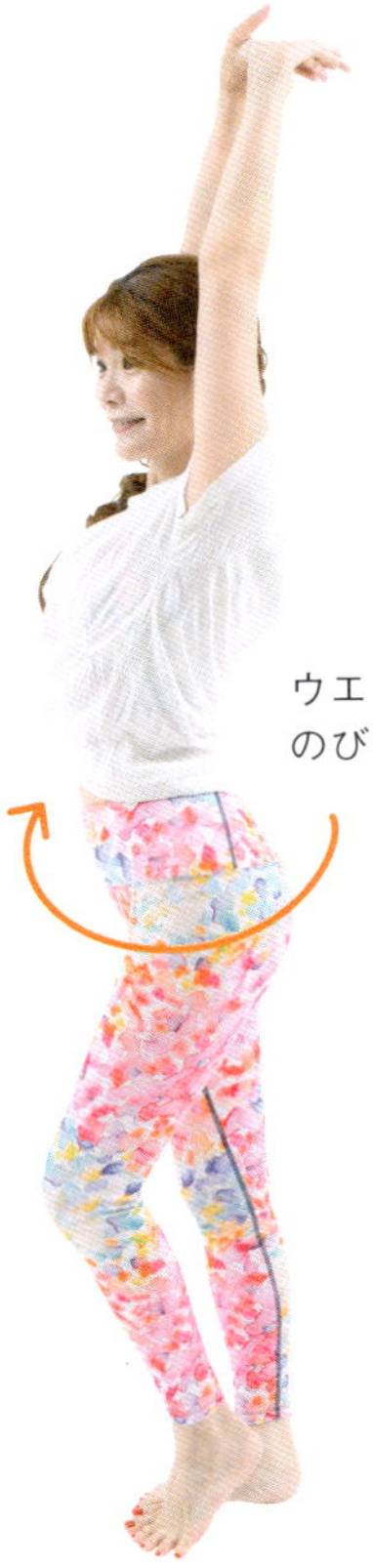
ウエストのひねりとのびを意識する

Point

キュッ、キュッとウエストをひねる、脚をのばす、の繰り返し。鏡を見ながらすると自分の動きがよくわかります。

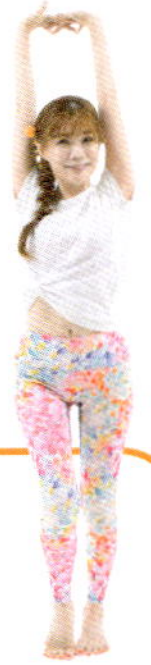

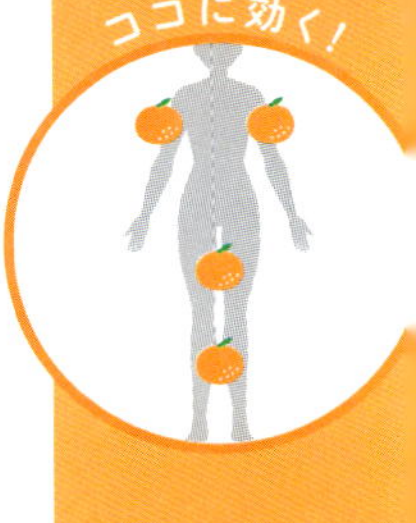
ココに効く！

体操
13

壁タッチ

腹筋を鍛えてウエストシェイプ！　波動も上がるエクササイズ

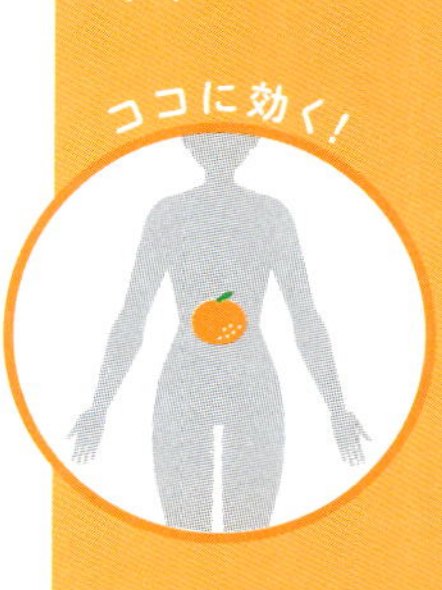

1 壁を背にして立ち、足を肩幅に開く。

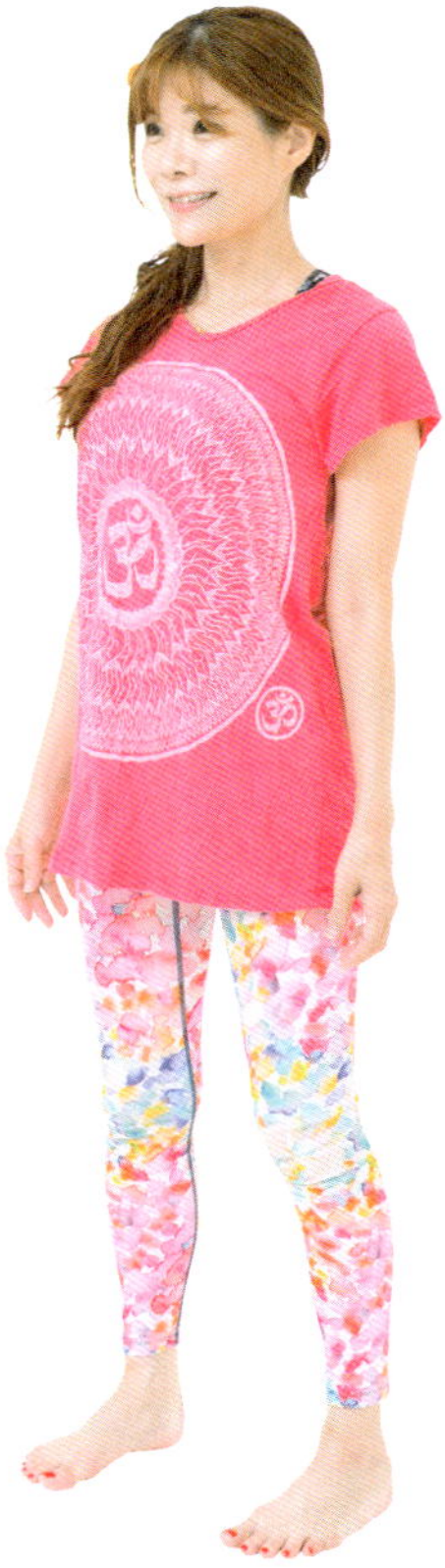

足は壁から１歩前に

2 両手を開いて胸の前に

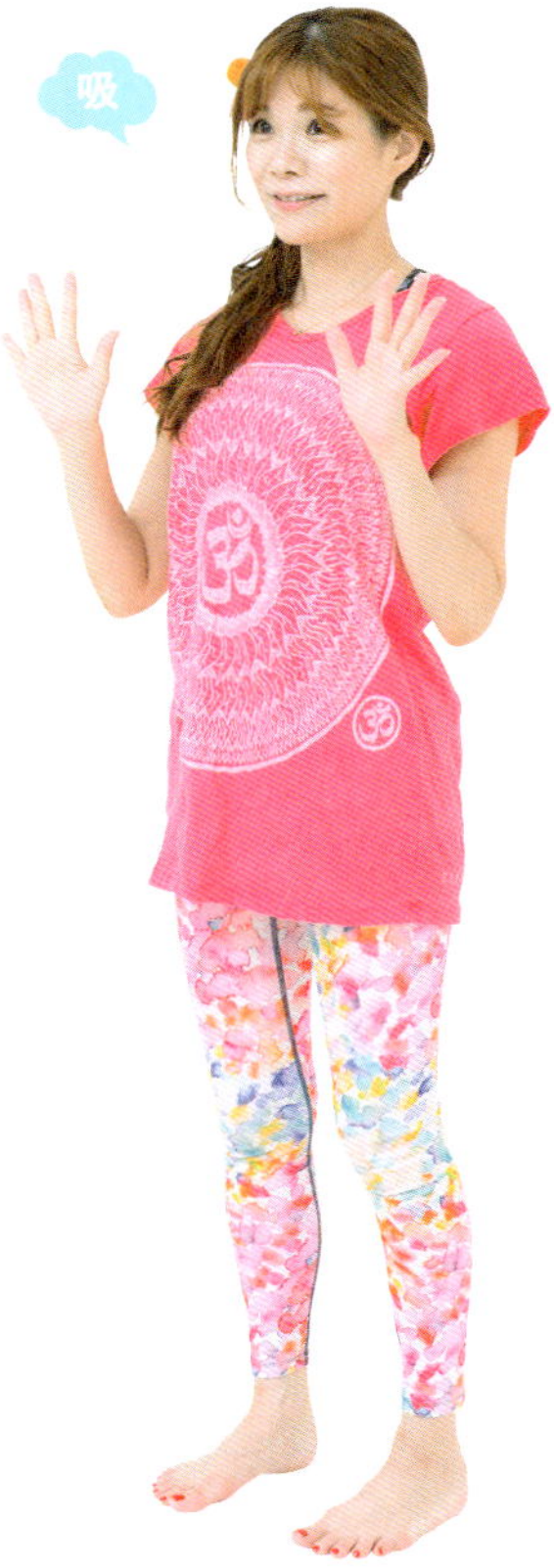

3　上半身をクイッとひねって壁をタッチ！

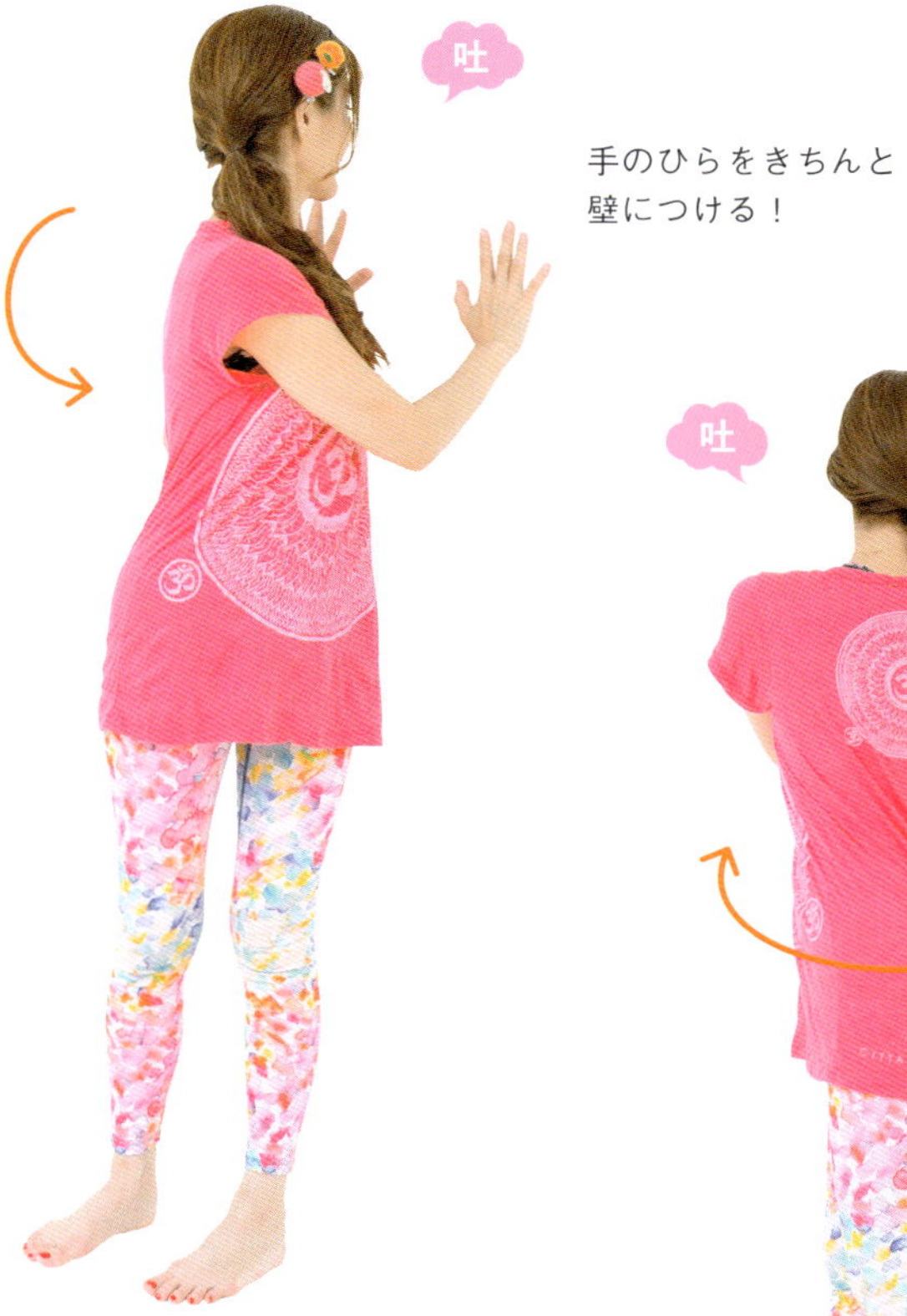
吐
手のひらをきちんと
壁につける！

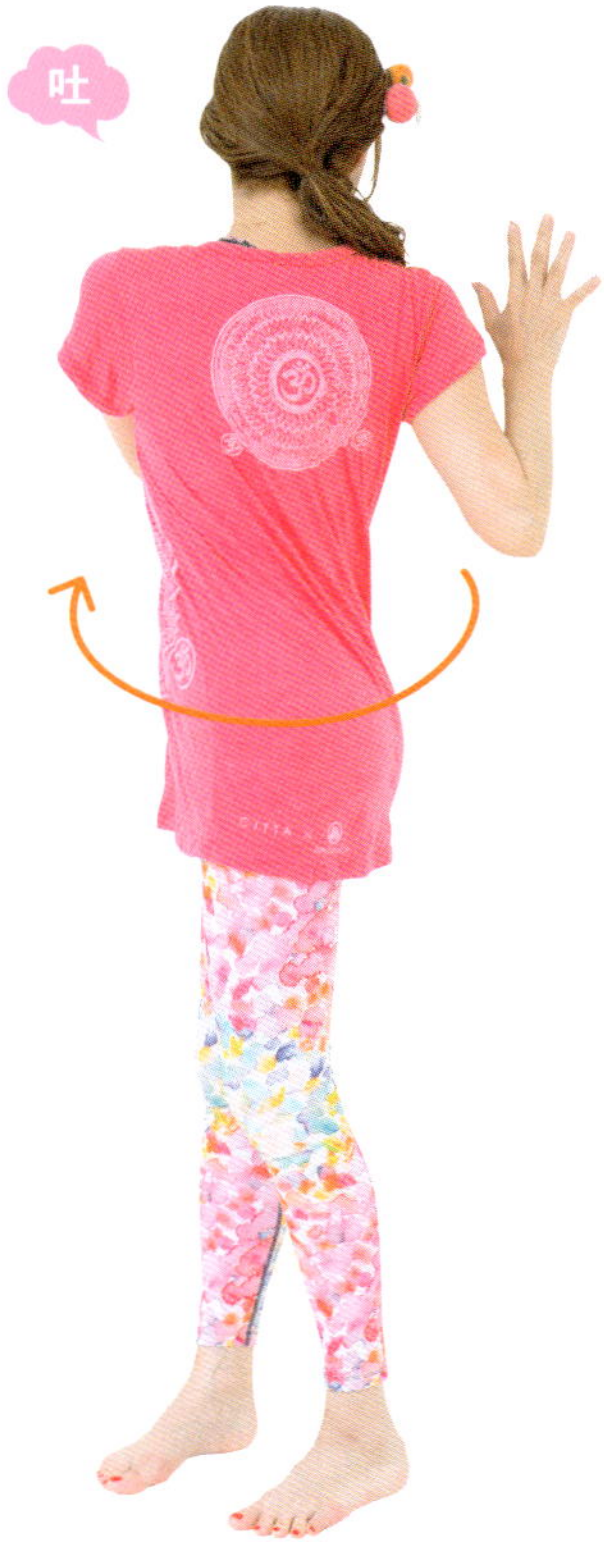
吐

4　反対側も同じようにタッチ！
５往復×３セットを目安に
１分間行う。

Point

呼吸は止めず、息をフッフッと吐きながら体をねじるイメージで！

体操14

壁ヒップアップ

骨盤底筋を鍛えて下腹部を引き締める

1　あおむけになり、壁に足の裏をつける。

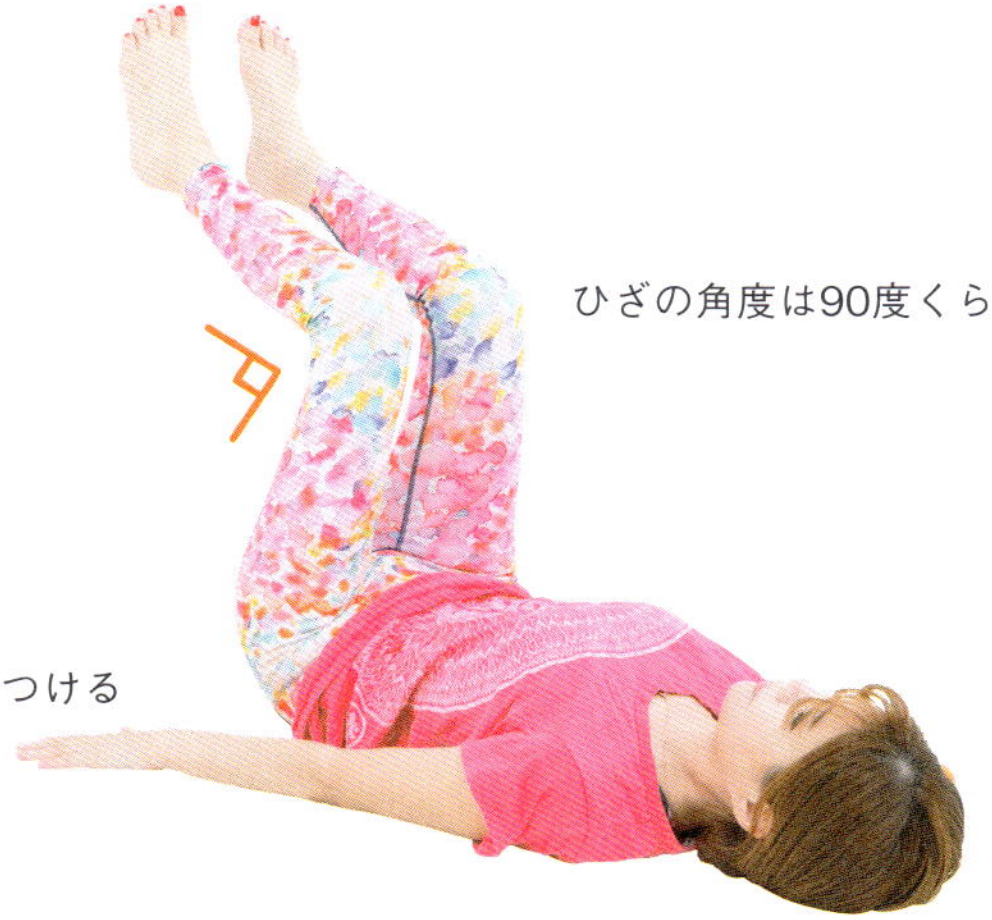
ひざの角度は90度くらい
手は床につける

2　足の裏で壁を押しながらお尻を上にアップ！１分間繰り返す。

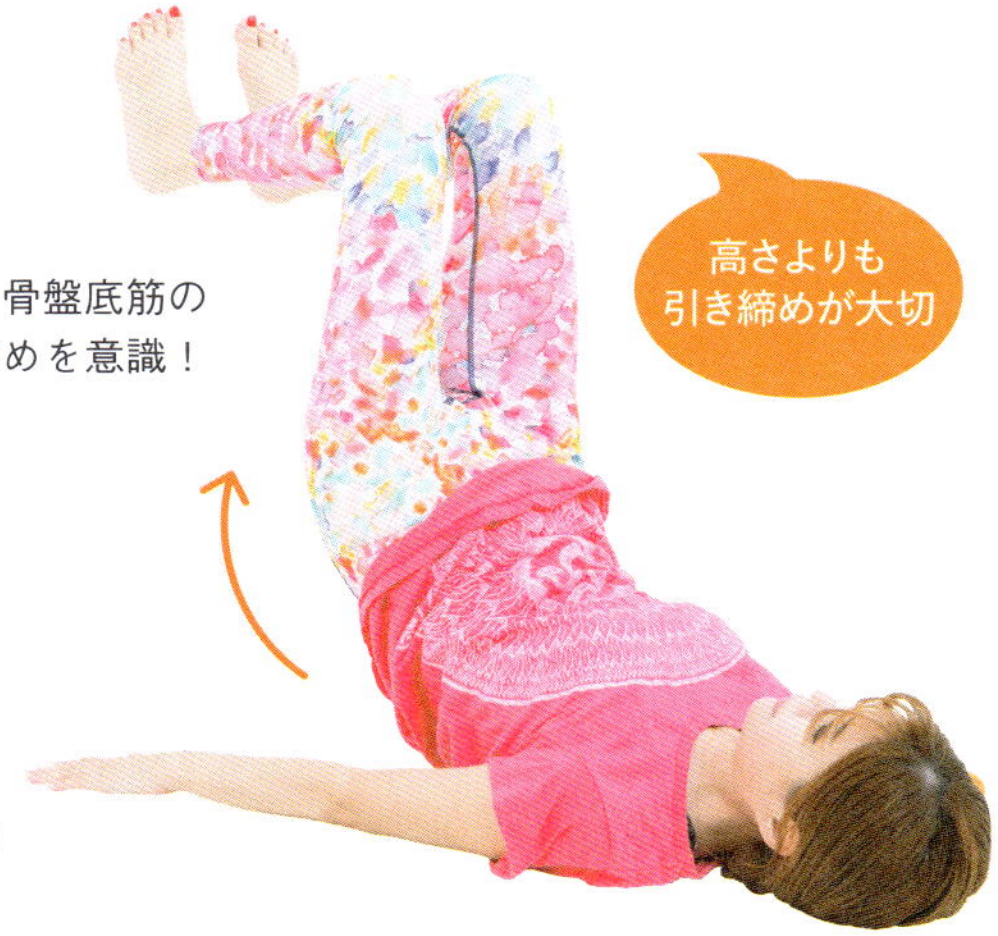
下腹と骨盤底筋の引き締めを意識！
高さよりも引き締めが大切

Xの動画はこちら!

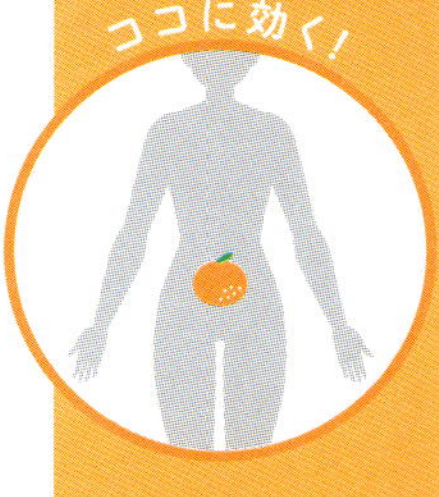
ココに効く！

体操 15

壁ウォーク

骨盤底筋を鍛えてぽっこりお腹撃退！

1　壁からこぶしひとつ分くらい離れてあおむけになり、壁に足をつける。

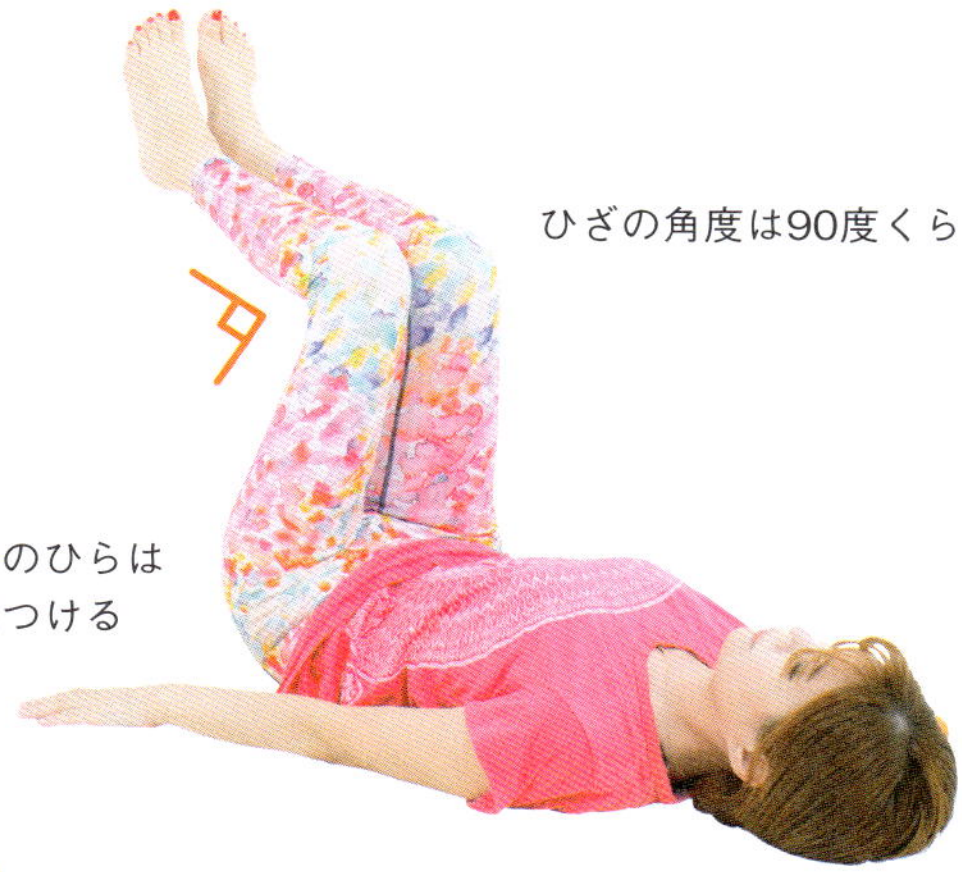
ひざの角度は90度くらい
両手のひらは
床につける

2　壁を登り降りするように、上下にステップを繰り返す。

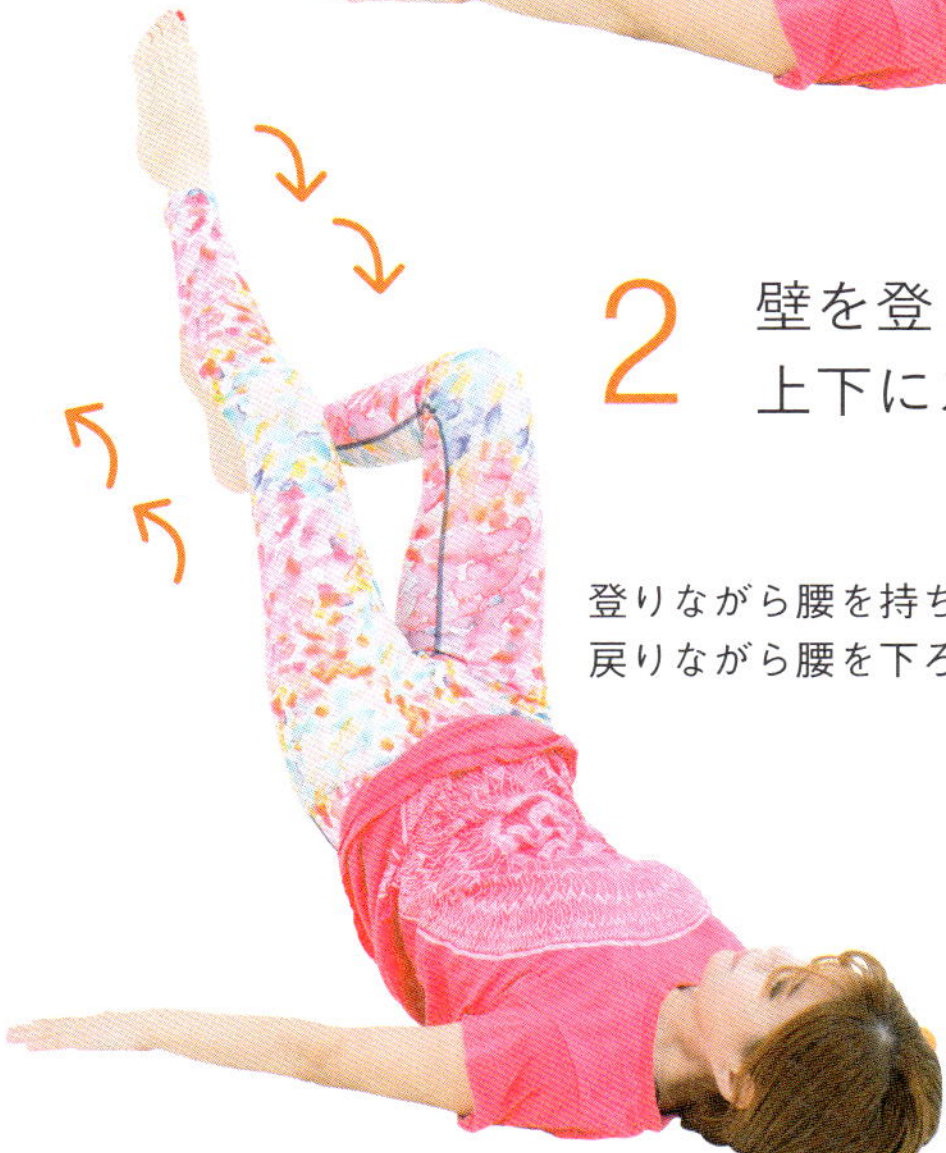
登りながら腰を持ち上げ、
戻りながら腰を下ろす
静かに、
ゆっくりと

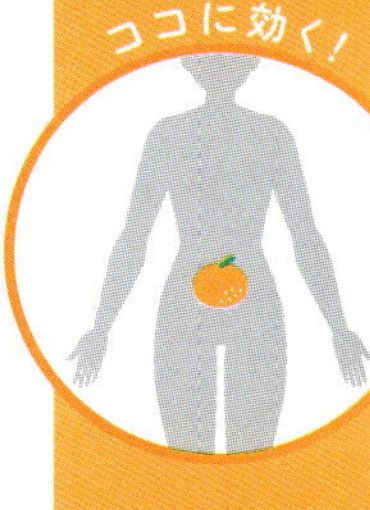
ココに効く！

Point

スピードは気にしなくて大丈夫。下腹と骨盤底筋の引き締めを意識して行いましょう。

体操16

立ち腹筋

腰痛改善&下腹引き締め、骨盤底筋を鍛えて便秘の改善にも

1　背すじをのばして腕をまっすぐ前にのばし、息を吸いながら腕を広げて胸を張る。

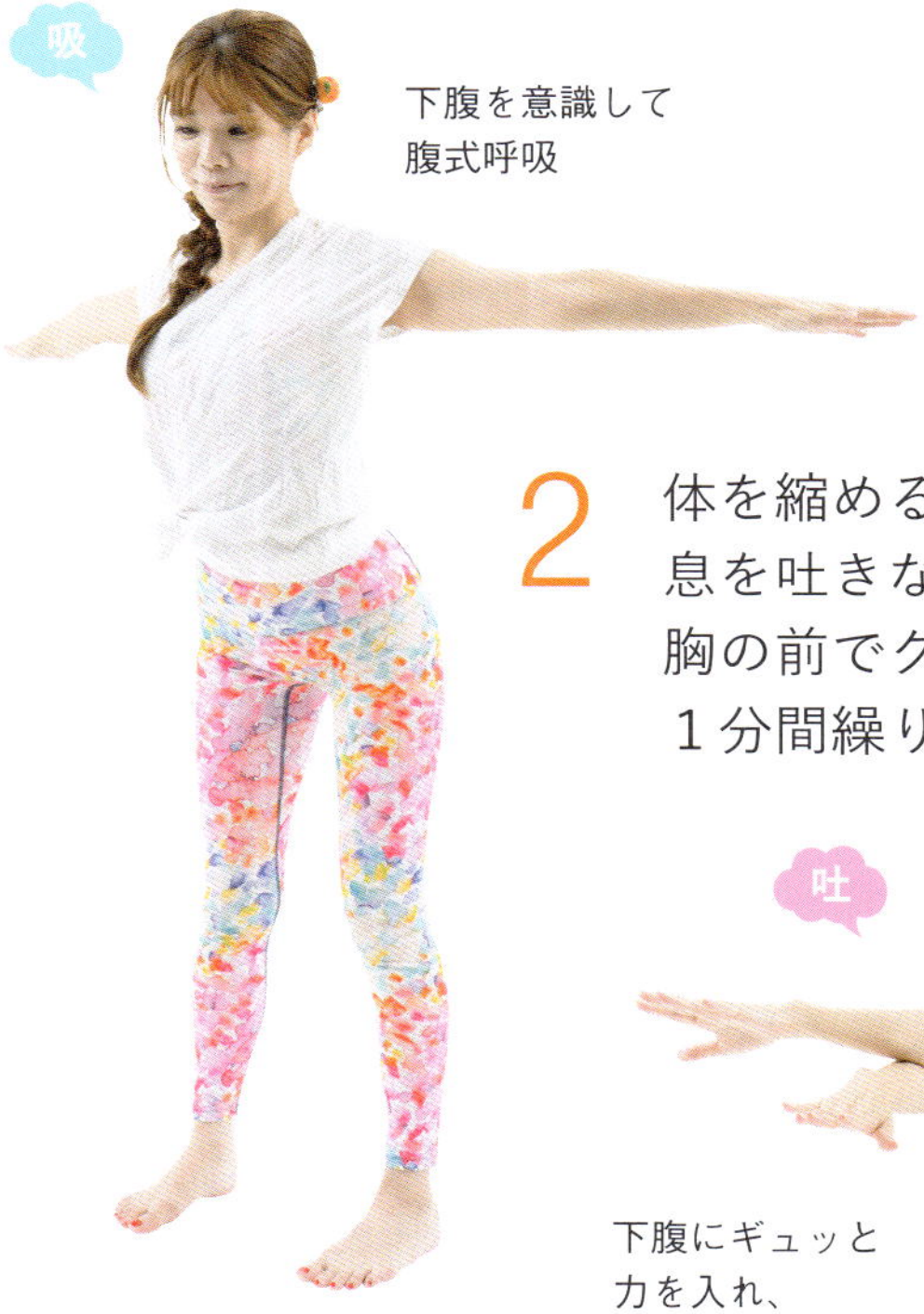

下腹を意識して
腹式呼吸

足は肩幅より
少し広いくらい

2　体を縮めるイメージで、息を吐きながら腕を大きく胸の前でクロスする。
1分間繰り返す。

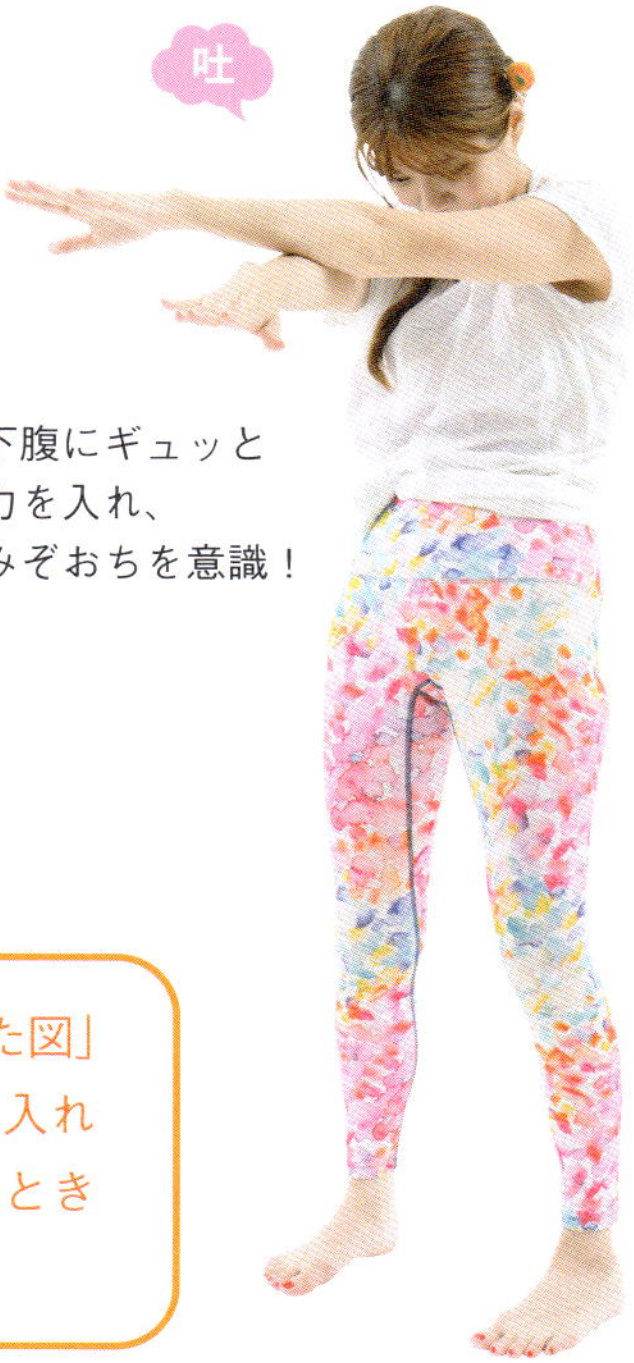

下腹にギュッと
力を入れ、
みぞおちを意識！

Point

隣のページの「真横から見た図」も意識して！　下腹に力を入れるのは、トイレを我慢するときのようなイメージ。

ココに効く！

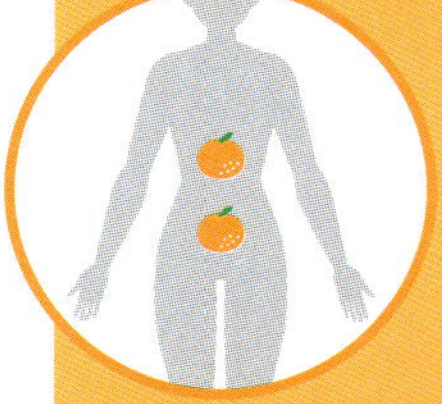

真横から見ると……

1

反り腰気味でお尻がキュッと上がるように
骨盤《こつばん》を前傾《ぜんけい》させる。

胸を張って腕を真横に

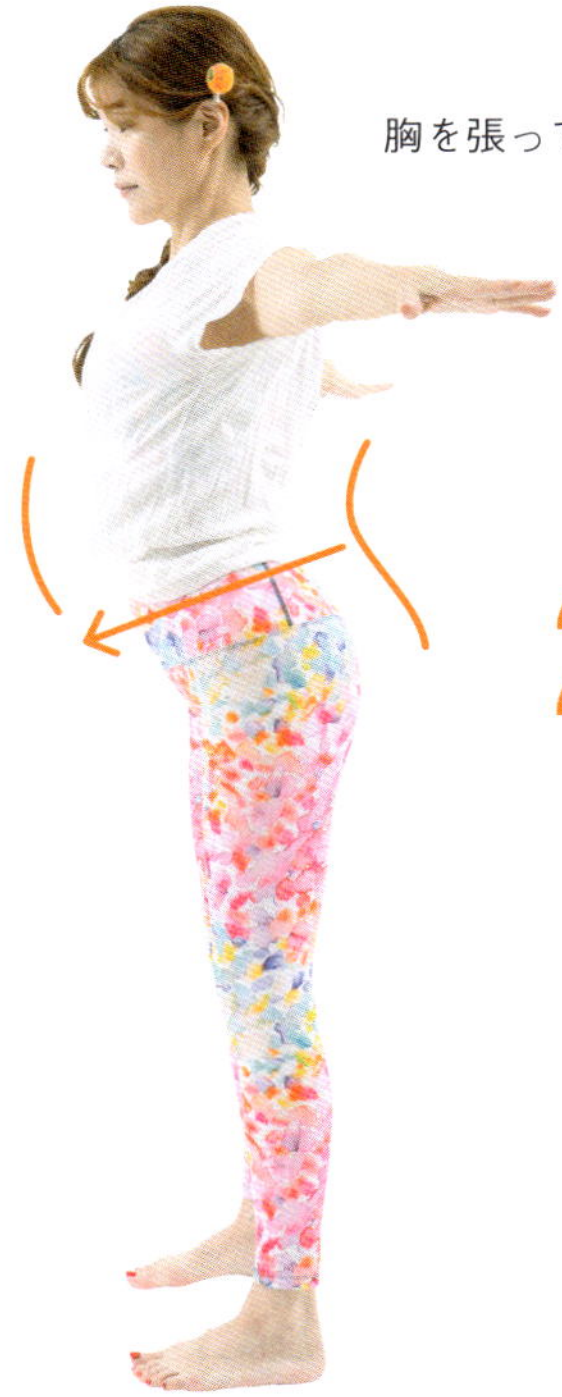

2

ふぅーっと息を吐き腕を
閉じながら、ひざから上を
縮めるイメージ。

お腹はへこませる
ように

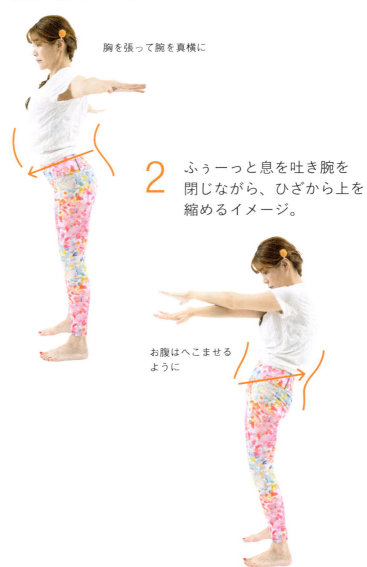

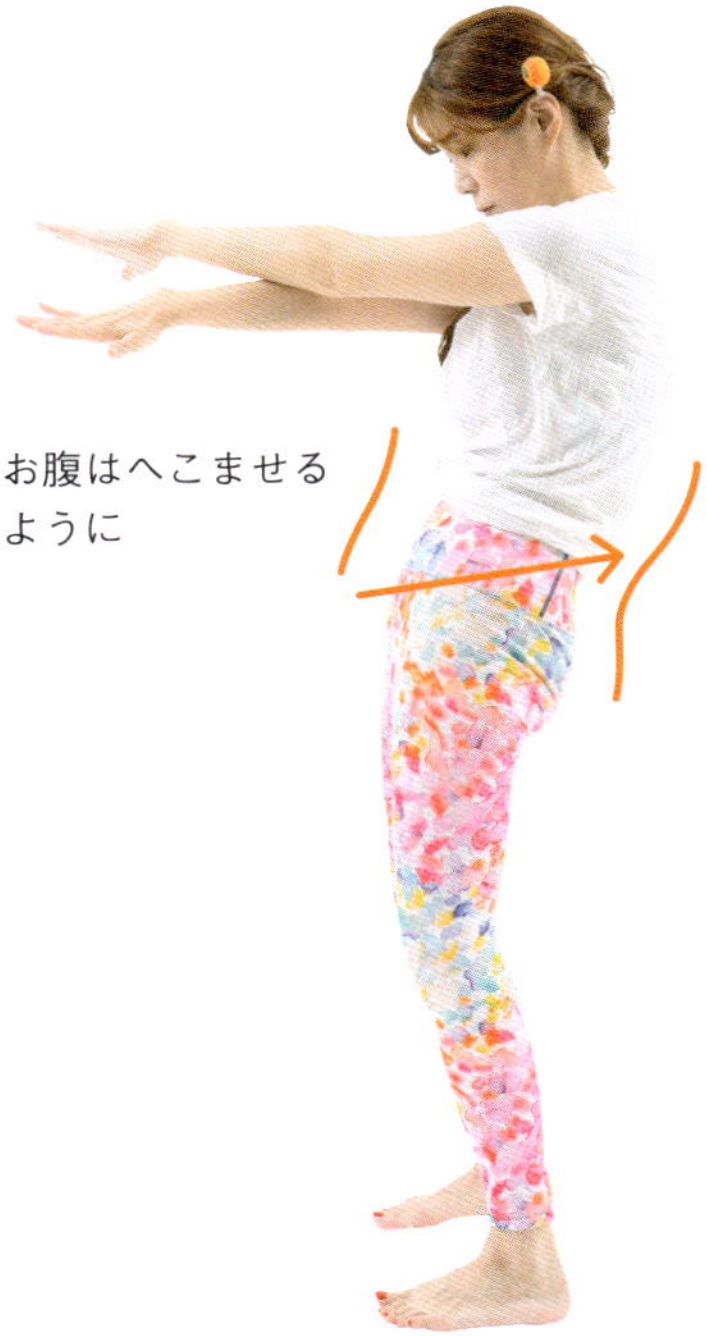

体操 17

ジャンピングスクワット

二度と太らない！ 下腹を刺激し美しい姿勢とスラリ美脚に

ココに効く！

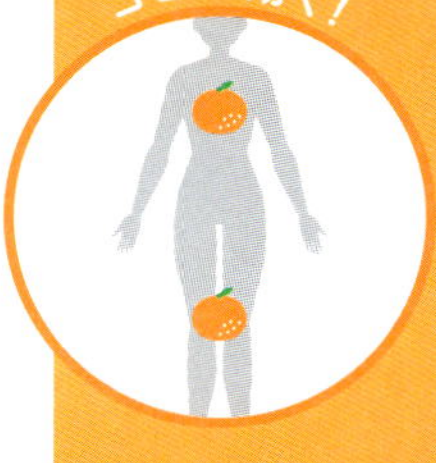

1 足を開いてひざを軽く曲げ、手を胸の前で合掌する。

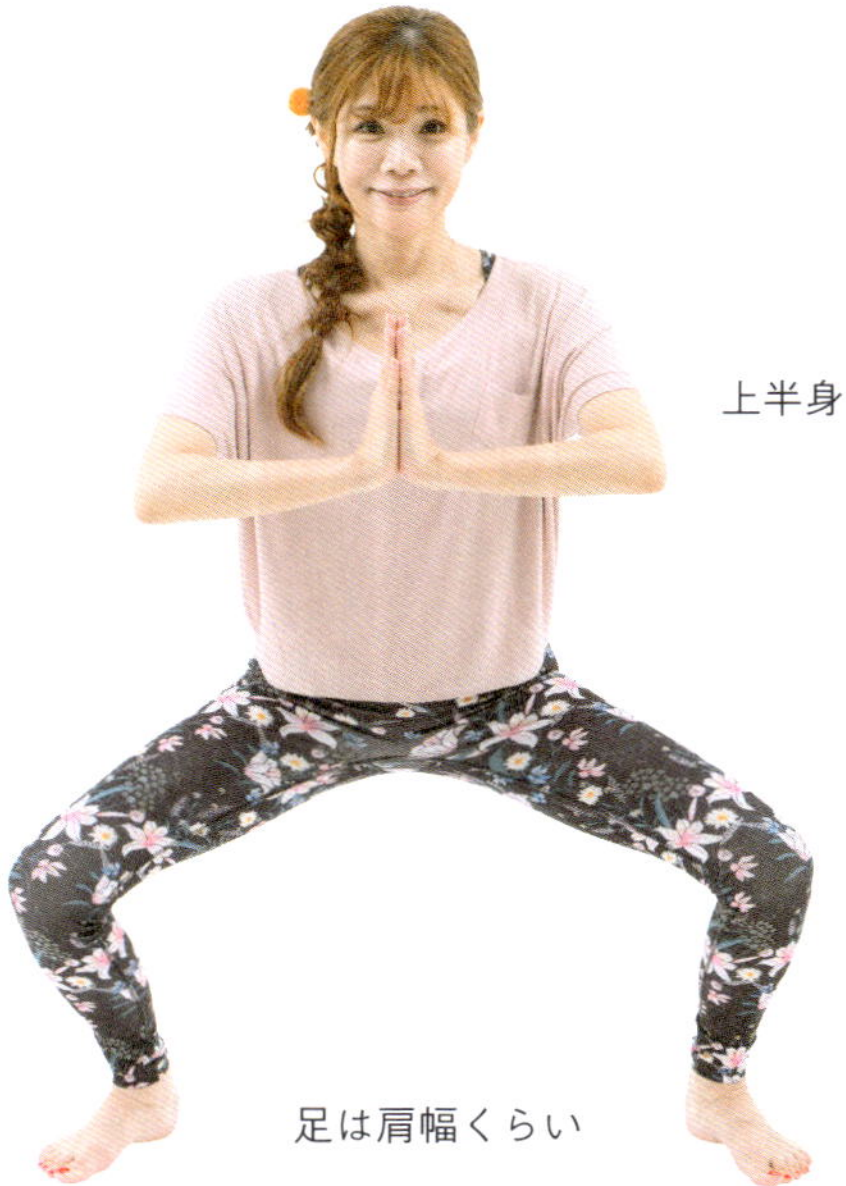

上半身はやや前傾する

足は肩幅くらい

2 足を閉じながらジャンプ！

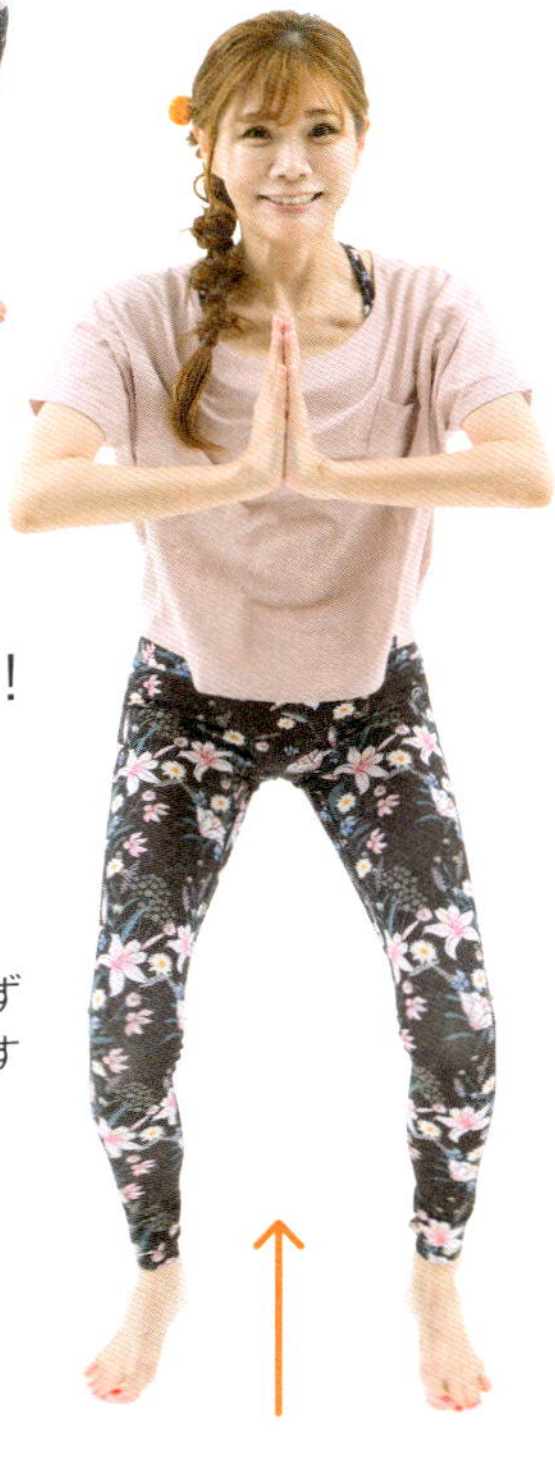

頭は動かさず
足だけ動かす

3　着地したらまた脚を開きながらジャンプ！
１から３を３回繰り返す。

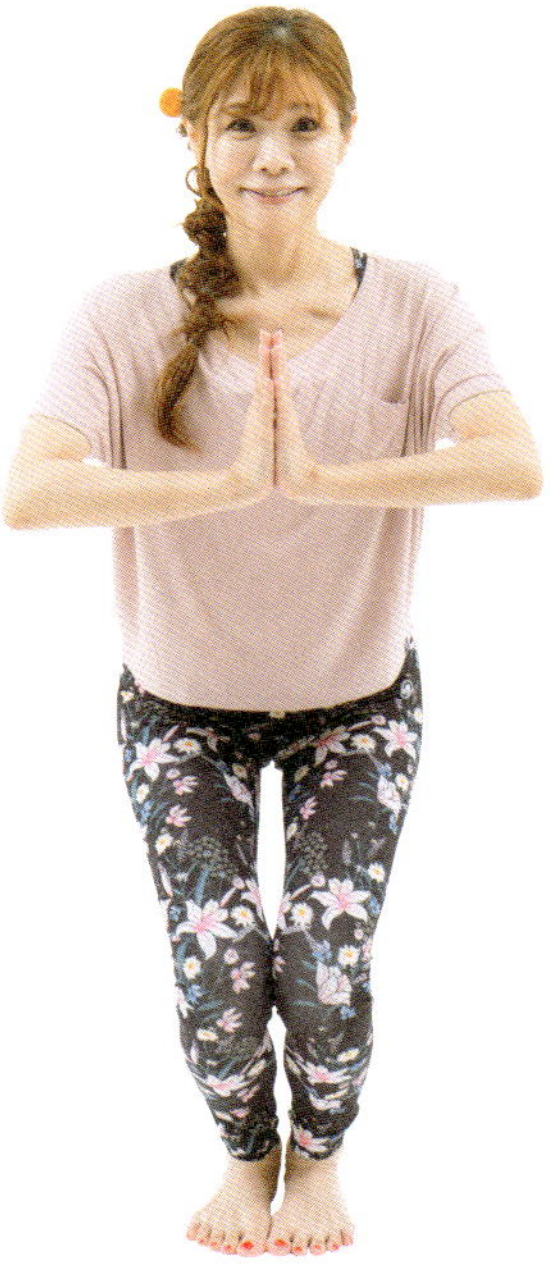

身体をのばして高く飛ぶ！

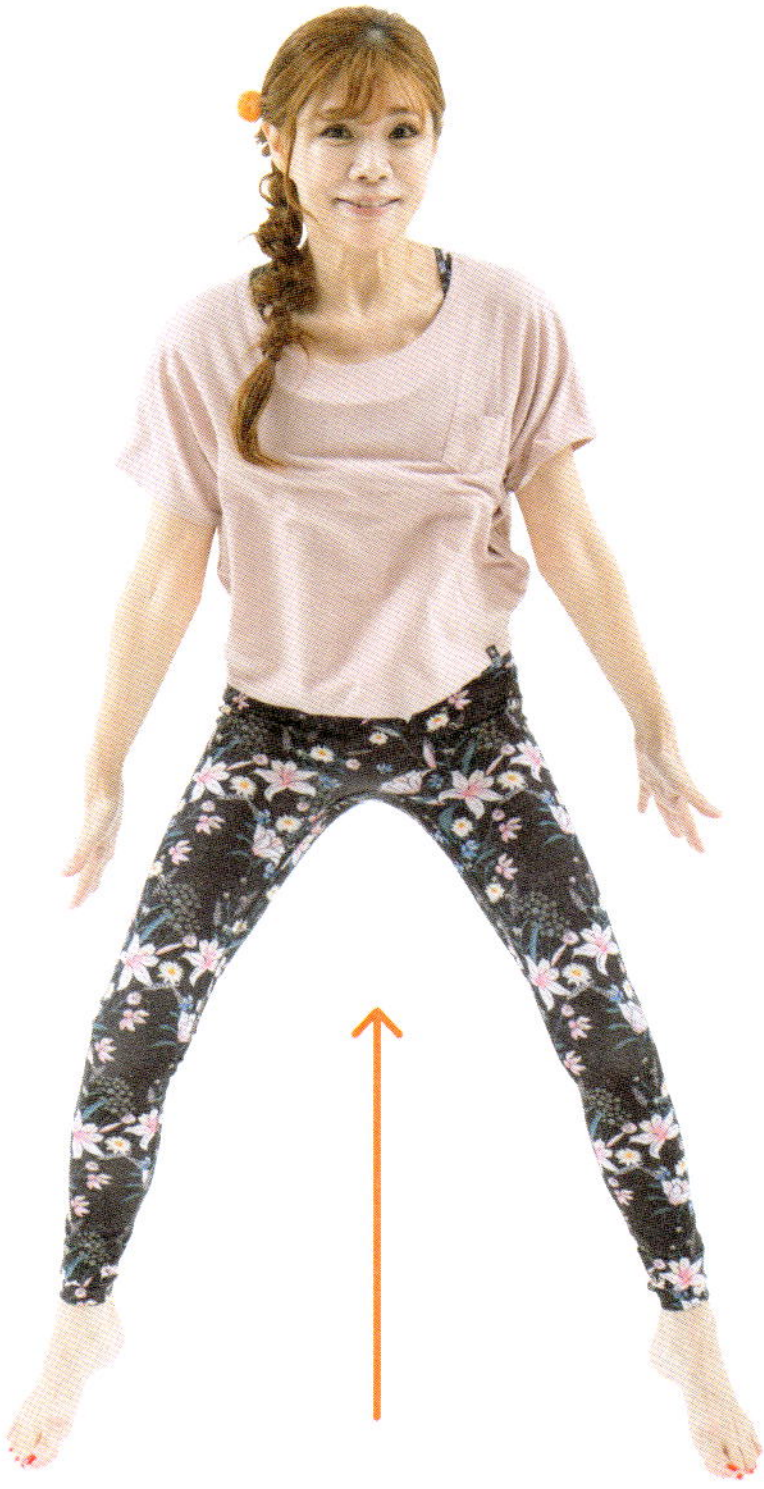

4　４回目は手を下ろして
上にジャンプ！
着地と同時に１の
体勢に戻る。

体操 18

ハート体操♡

大転子のでっぱり、下半身のむくみ解消

1 脚を閉じてひざを曲げ、両ひじを肩まで上げて両手をハートに♡

ひじを下げない
肩も上げない！

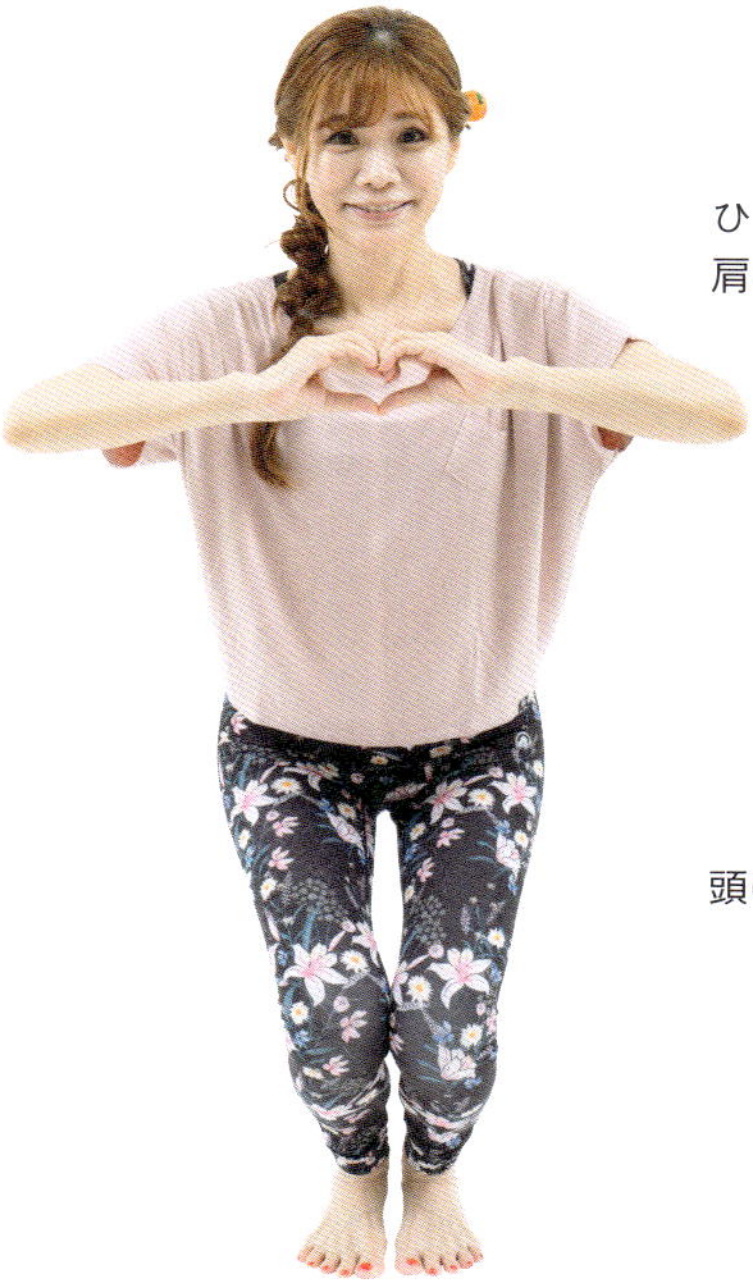

頭の高さを変えないように

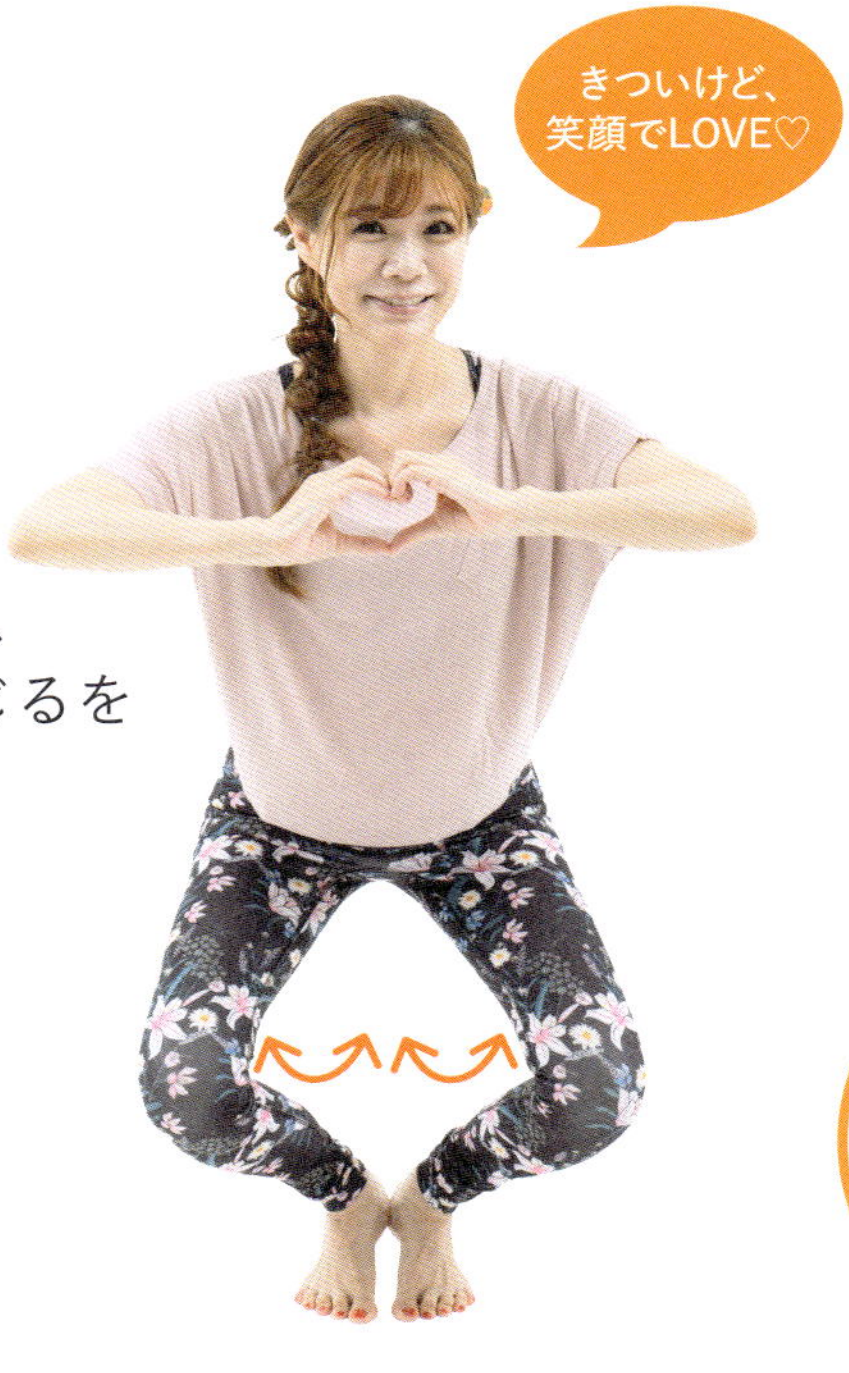

2 かかとを浮かせ、ひざを開く・閉じるを繰り返す。

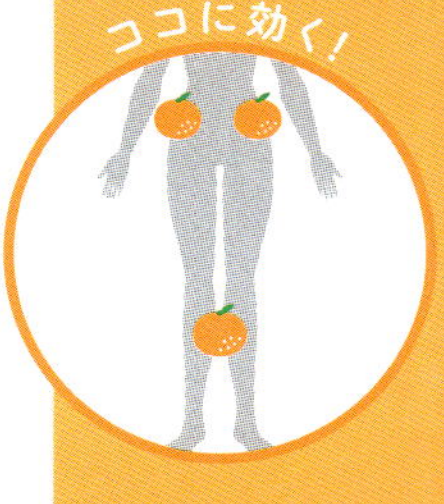

体操19

お尻歩き

骨盤のゆがみ、下半身のむくみ、お尻のコリ解消に効果的！

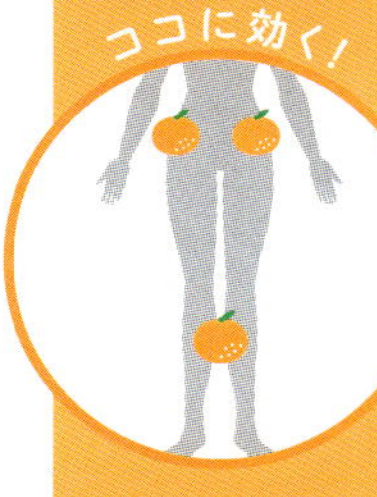

1　両足をのばして座る。

背すじをのばす

さあやるぞ！の気持ちで♪

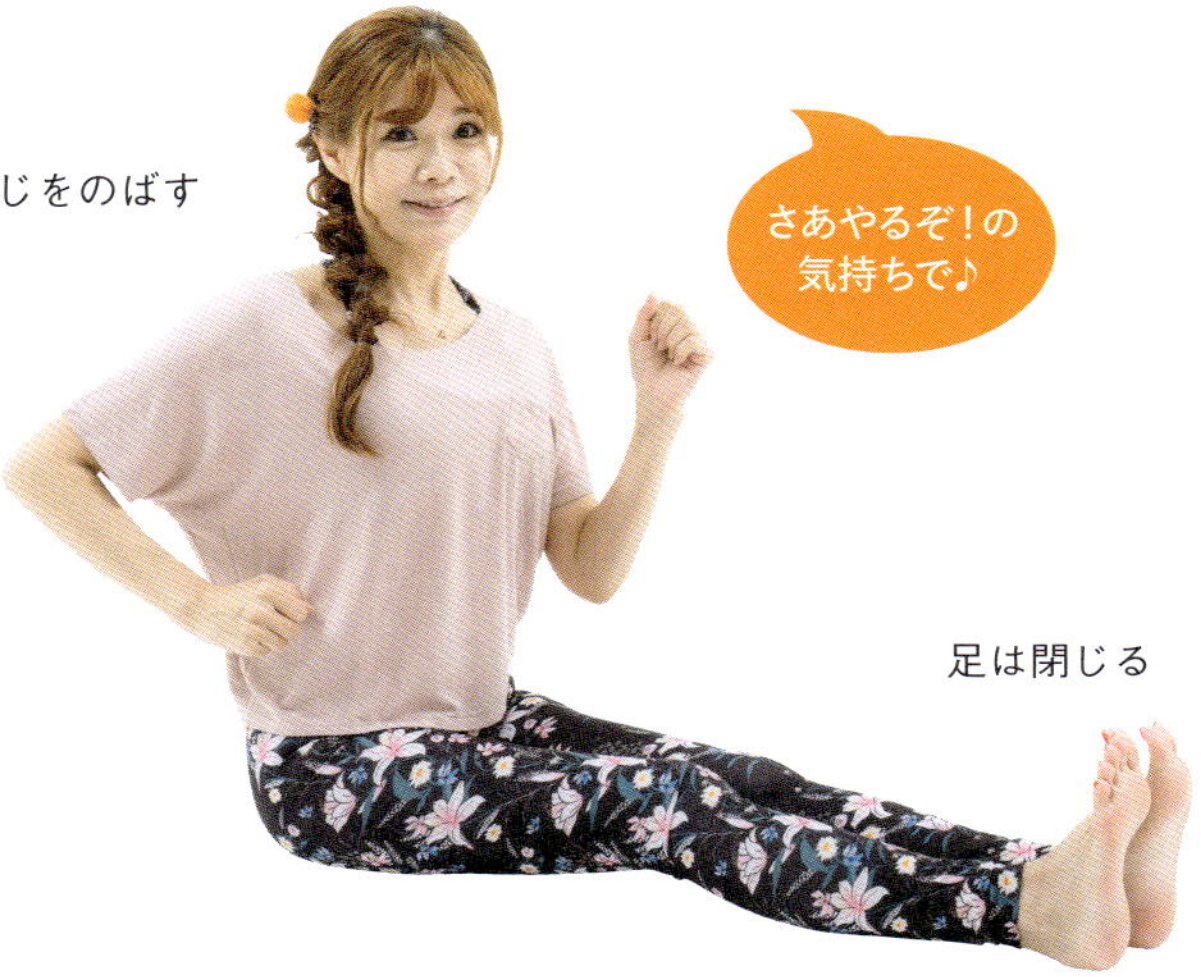

足は閉じる

2　お尻でキュッキュッと“５歩進む＆５歩戻る”を繰り返す。

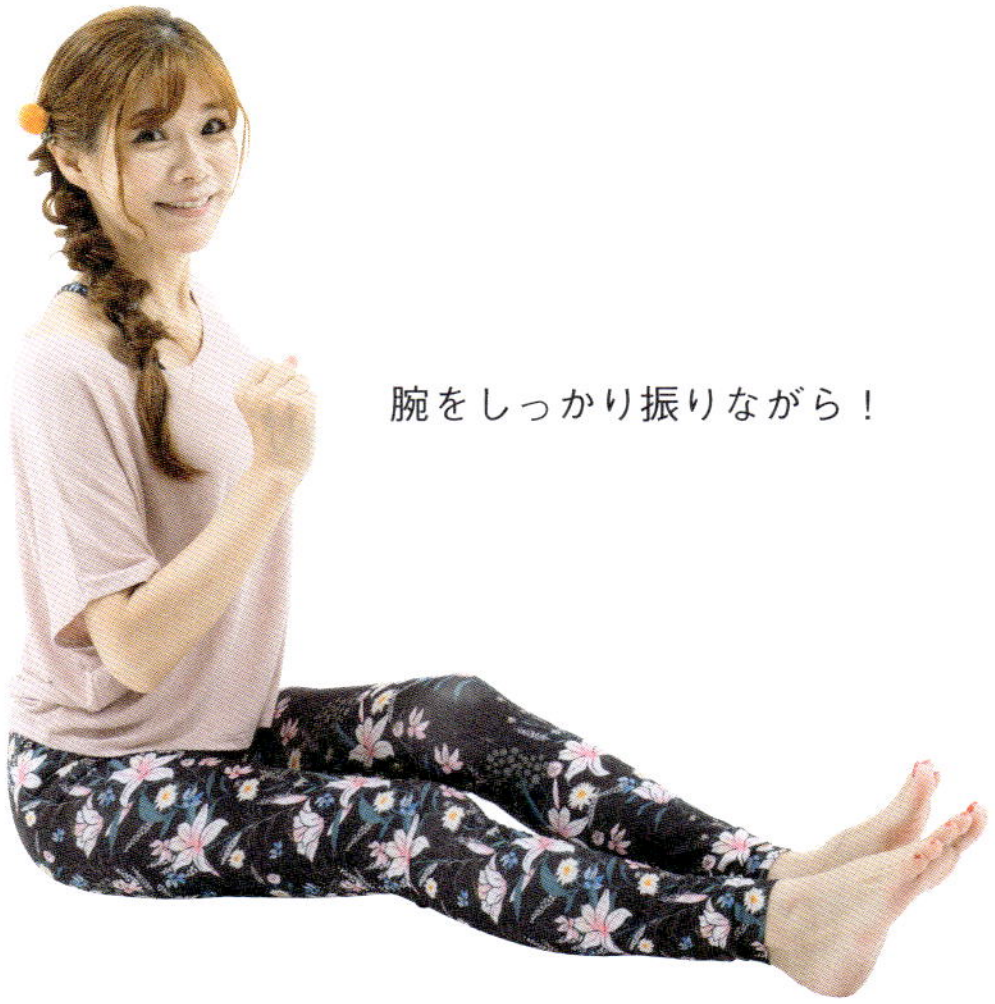

腕をしっかり振りながら！

体操20

脚ワイパー

美脚、下半身のむくみ、内もも痩せに効果的

1 壁にお尻をつけて脚を上げる。

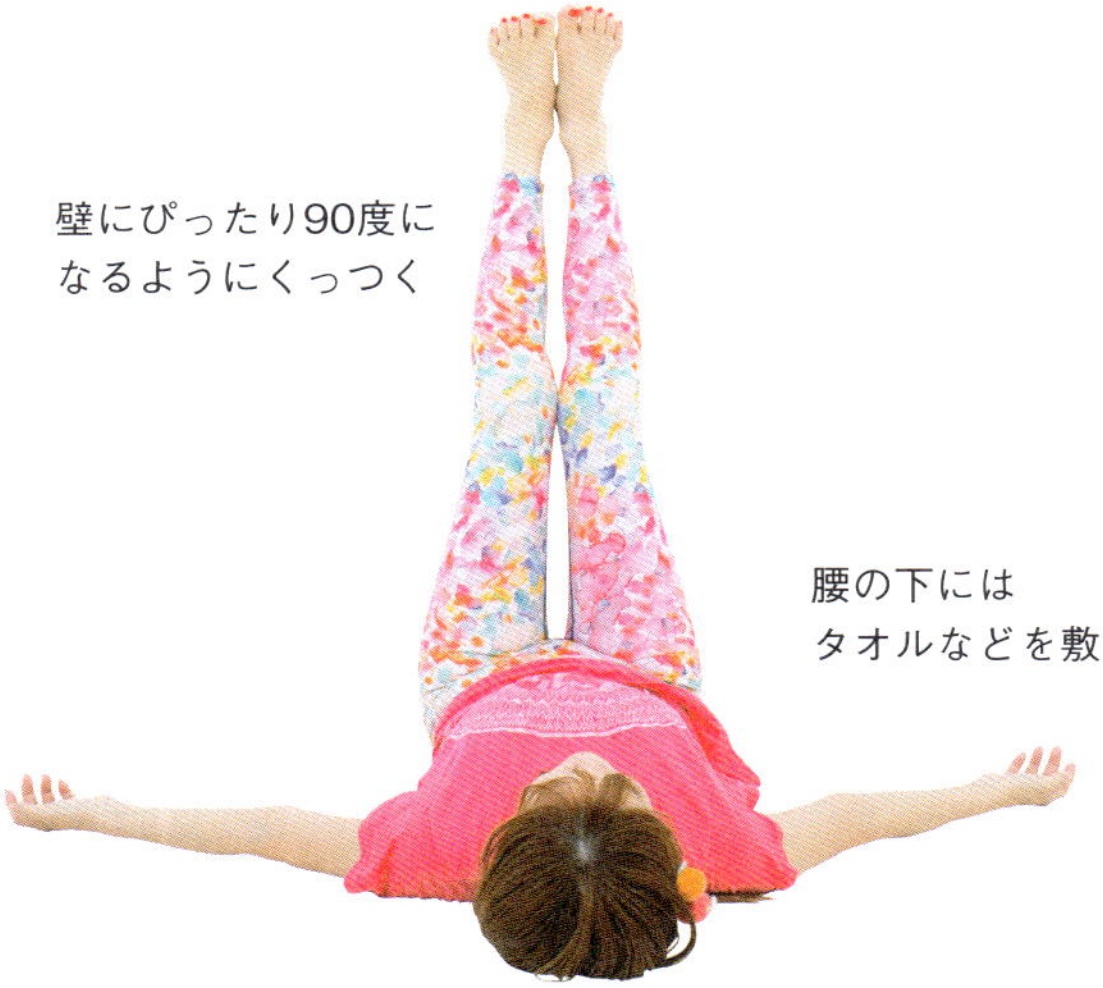

壁にぴったり90度に
なるようにくっつく

腰の下には
タオルなどを敷く

2 右脚を3回開いて閉じ、
左足も3回開いて閉じる。

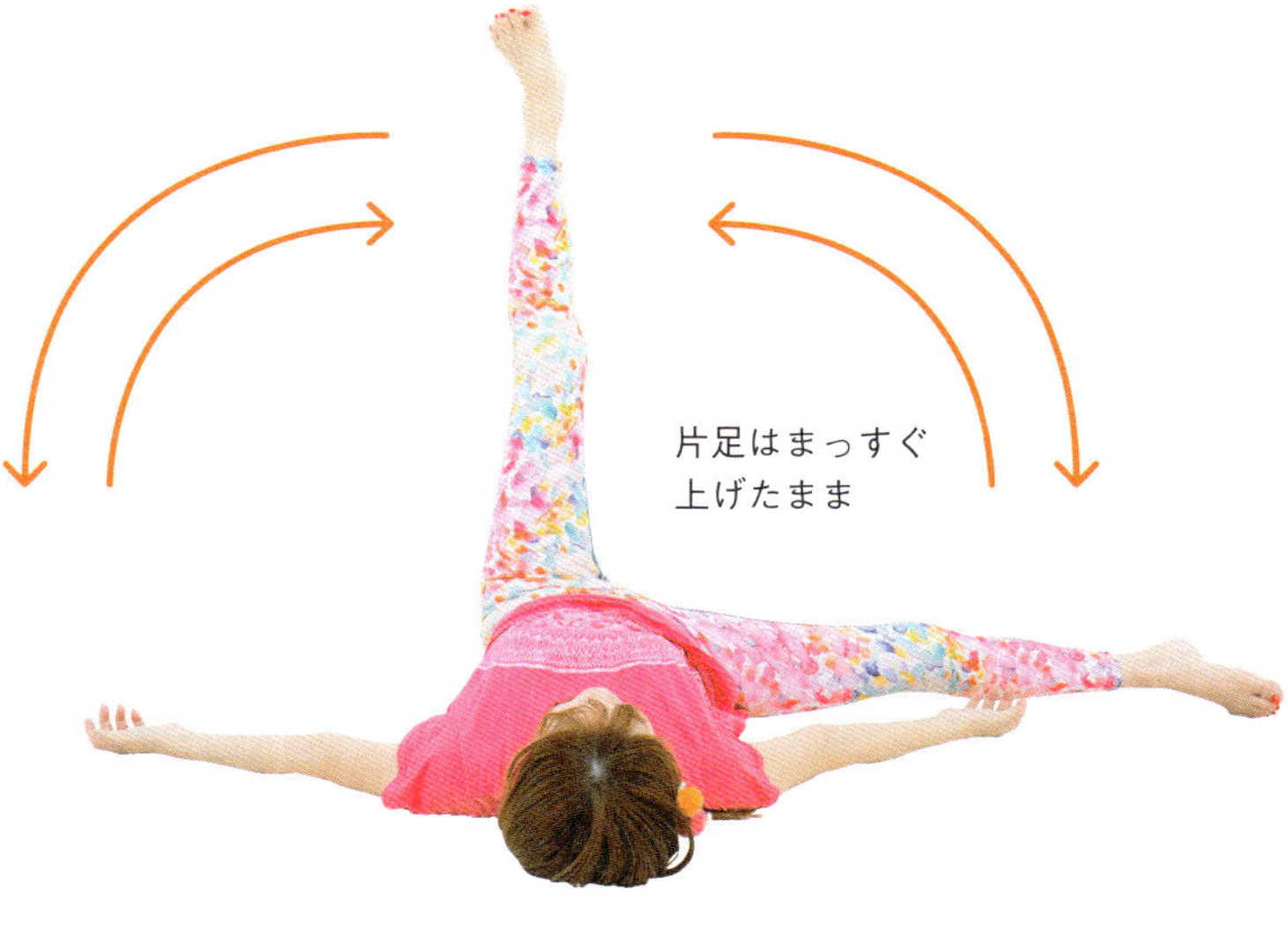

片足はまっすぐ
上げたまま

ココに効く！

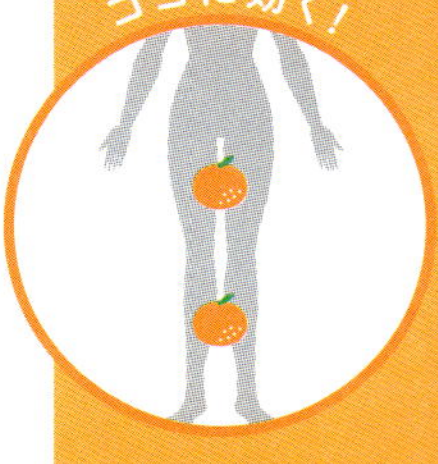

3 下腹に力を入れながら両脚を開いて……

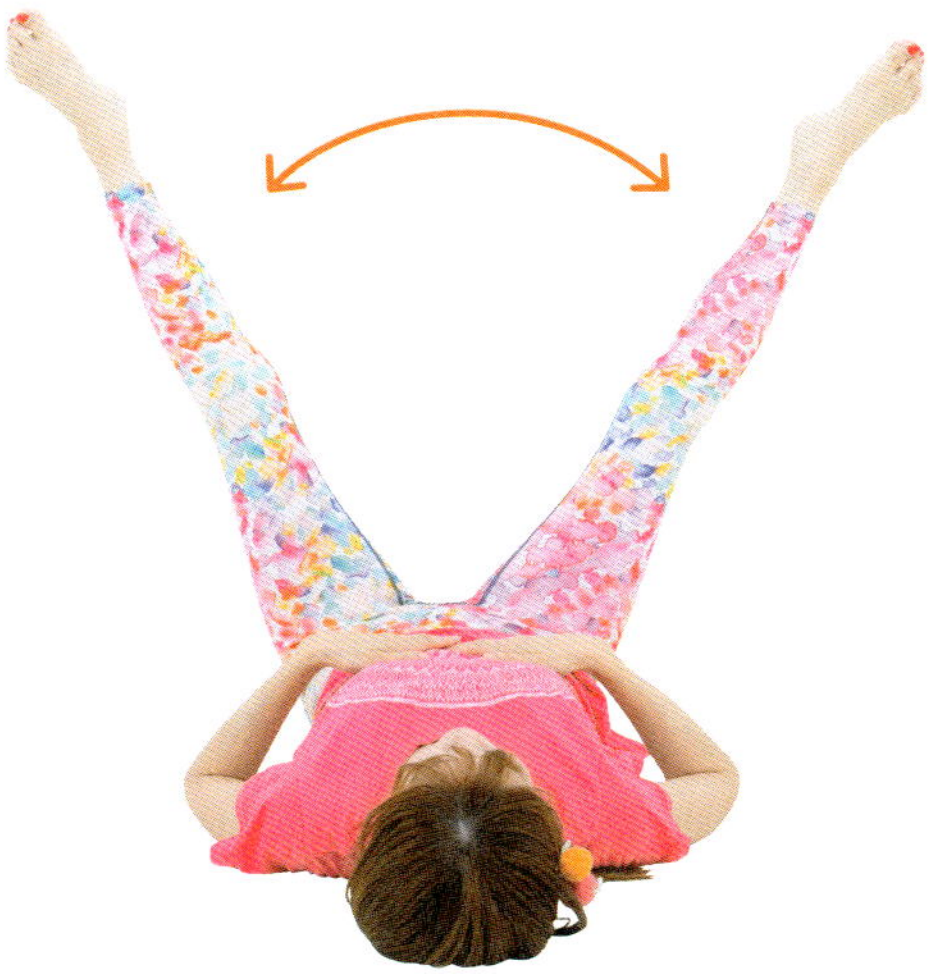

4 無理のないところまで開いたらまた閉じる。３回繰り返す。

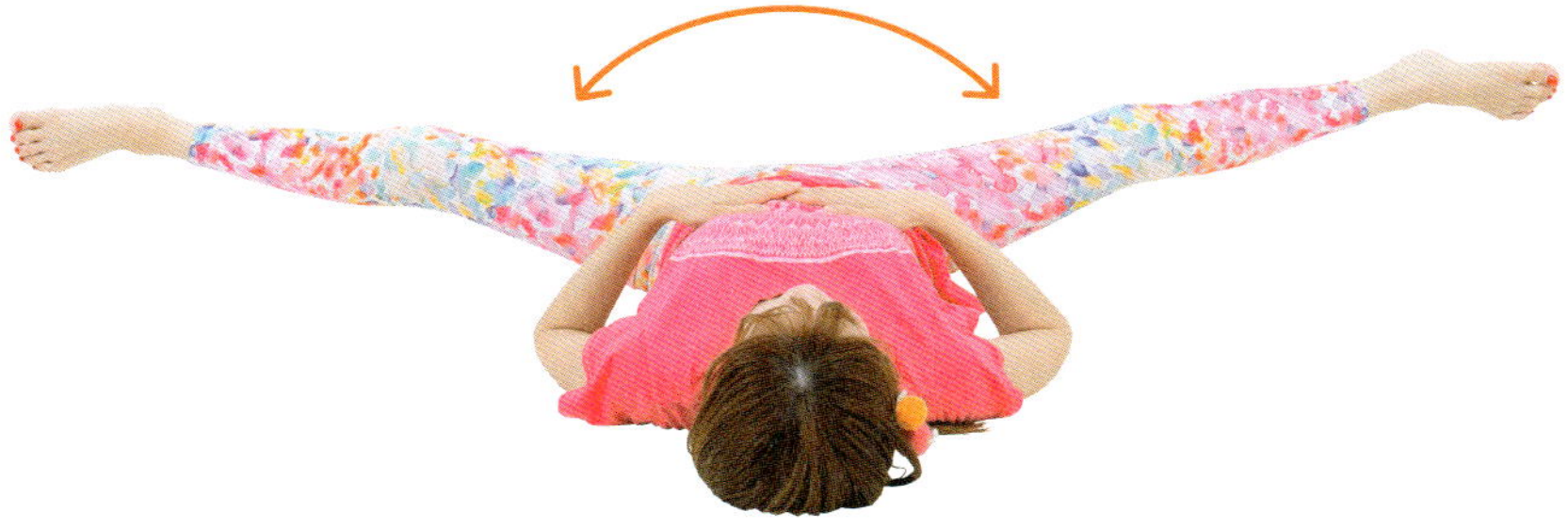

Point

自分のペースでしっかりと体の動きを意識して。左右どちらが開きやすいか？　つっぱる感じがあるか？
感じながらやってみよう。

Xの動画はこちら！

体操
21

チャクラスクワット

膣トレ&フェムケアで女性のマイナートラブル改善

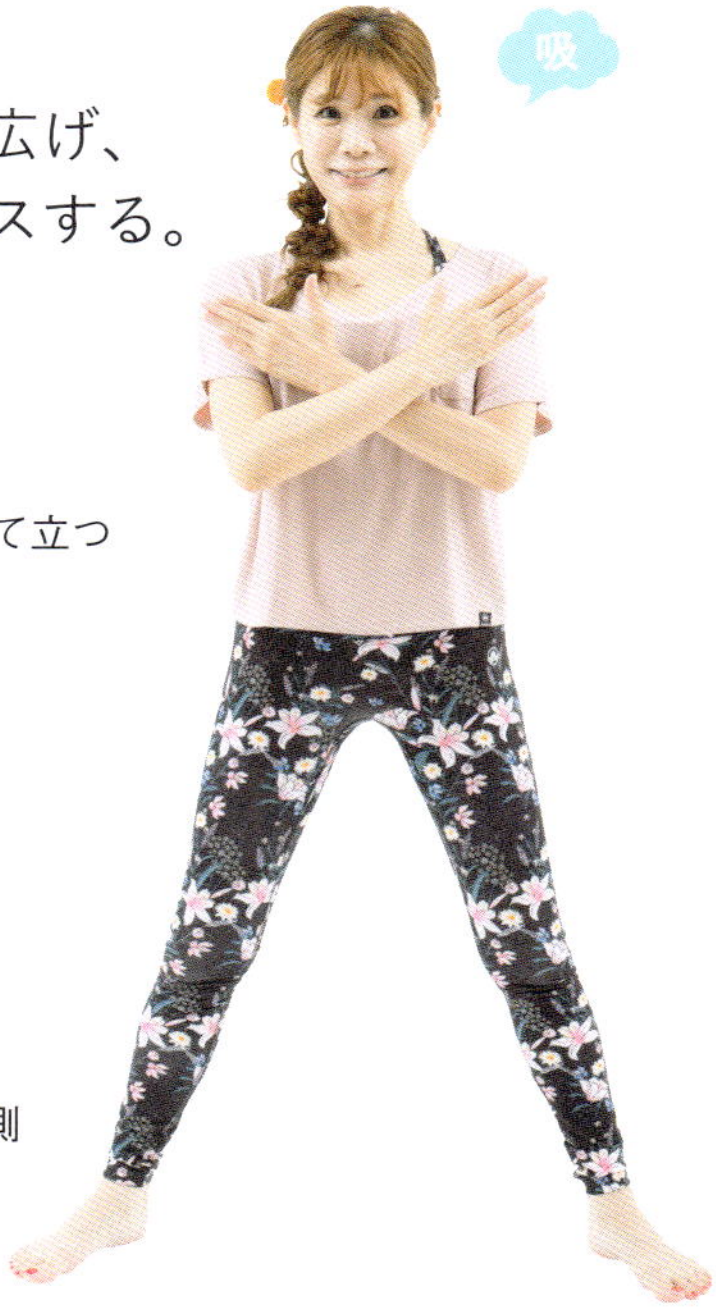

1　肩幅より広く両足を広げ、
胸の上で両腕をクロスする。

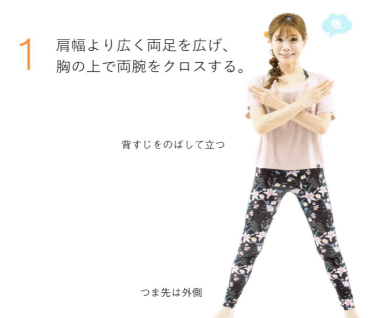

背すじをのばして立つ

つま先は外側

2　腰を落としながら両腕を開いて
ひざにタッチ。1分間繰り返す。

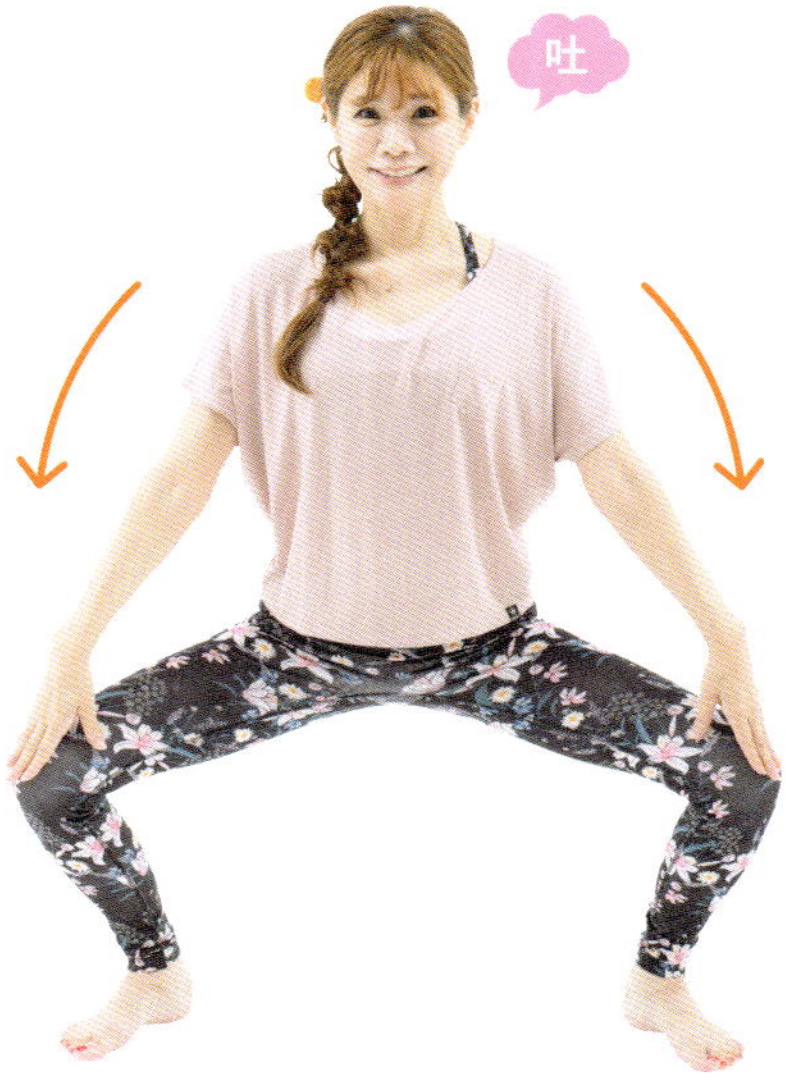

上半身が前かがみに
ならないように注意！

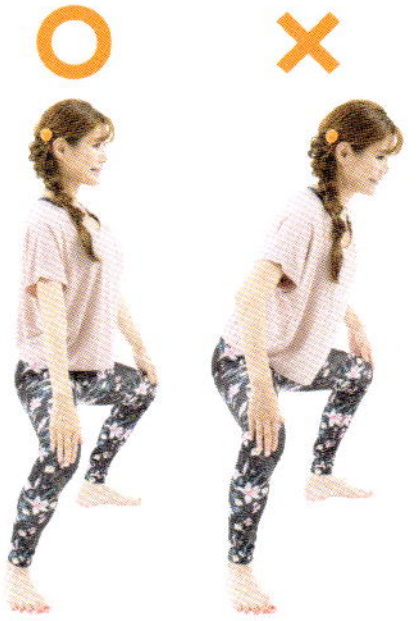

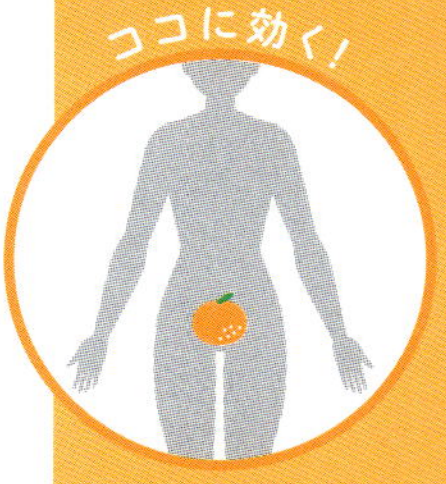

Xの動画はこちら！

Part 3

静の1分体操

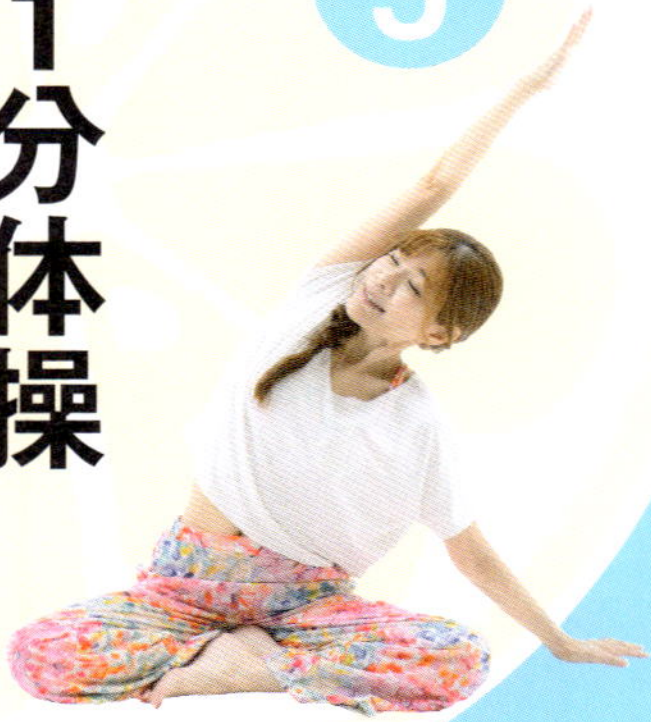

体操22

スワイショウ

精神安定&運気UP&邪気払い、体幹&自律神経を整える

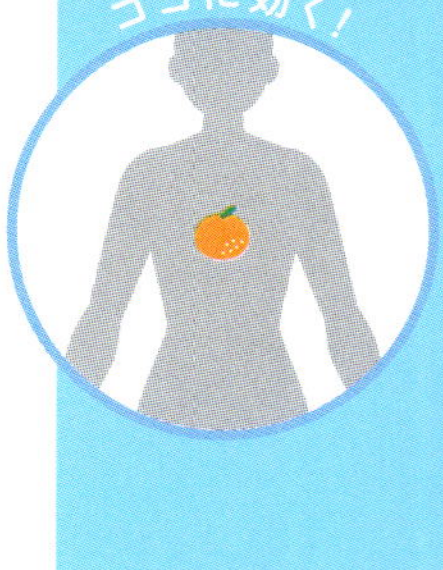
ココに効く!

砲丸投げパターン

1 足を前後に大きく開く。

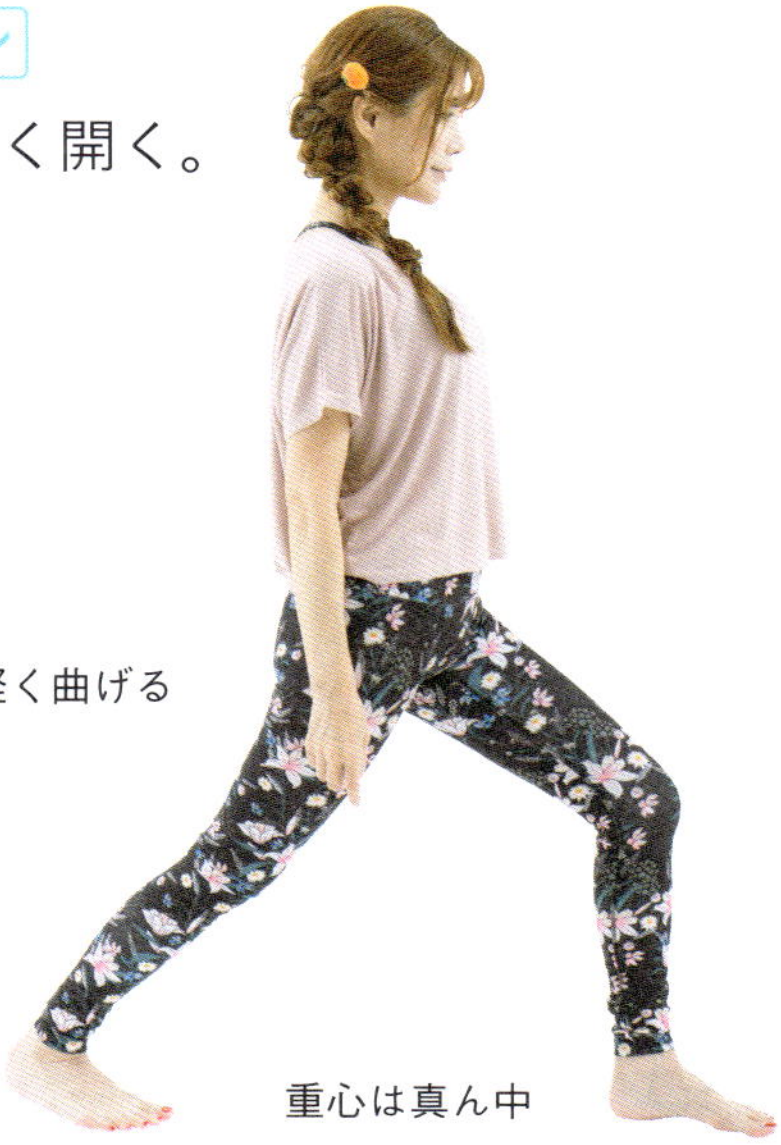
前側のひざは軽く曲げる
重心は真ん中

2 両腕を交互に大きく後ろに回す。
1分経ったら足を入れ替えて同様に。

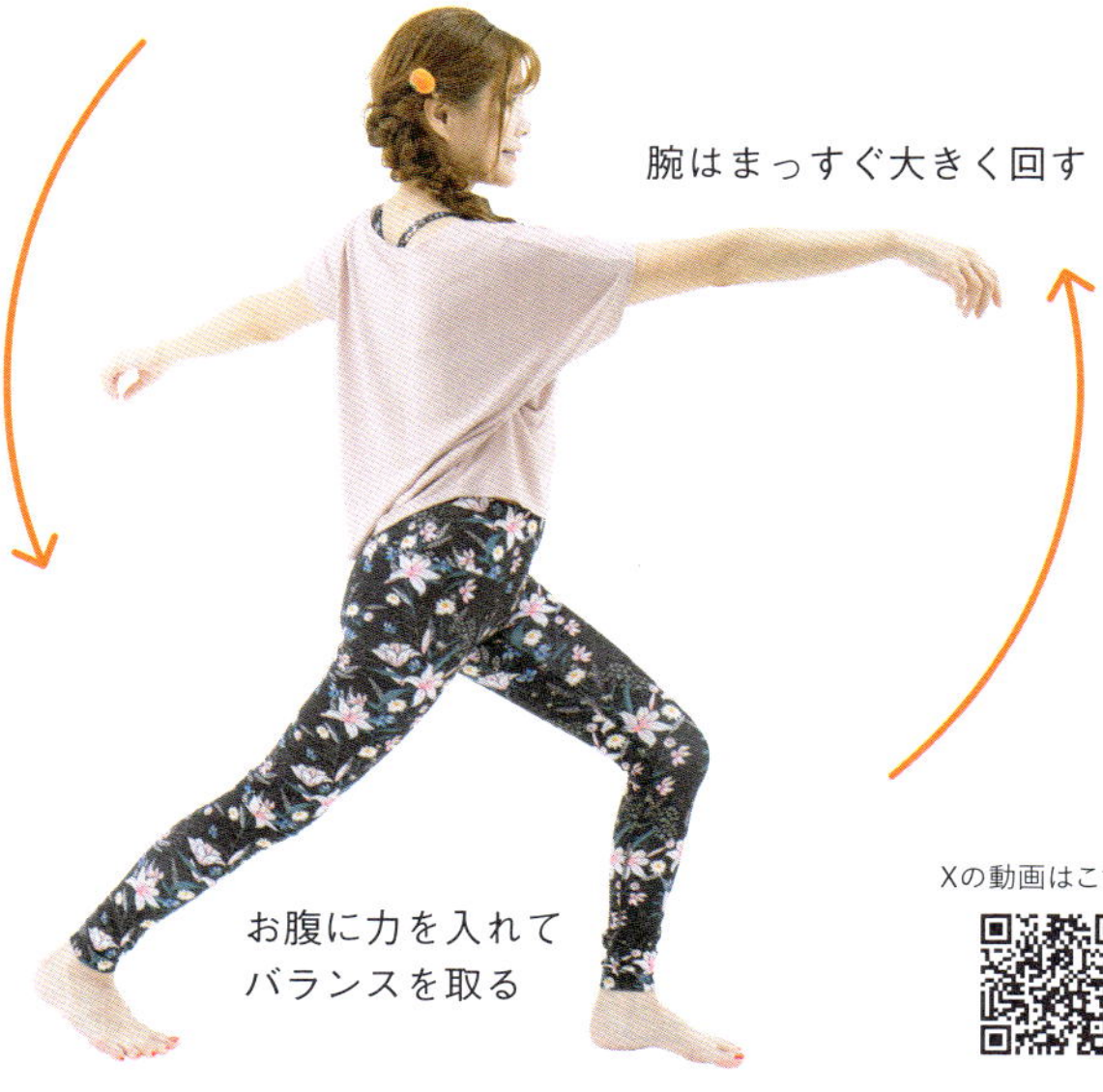
腕はまっすぐ大きく回す!
お腹に力を入れて
バランスを取る

Xの動画はこちら!

フリスビーパターン

1 足を肩幅くらいに開く。

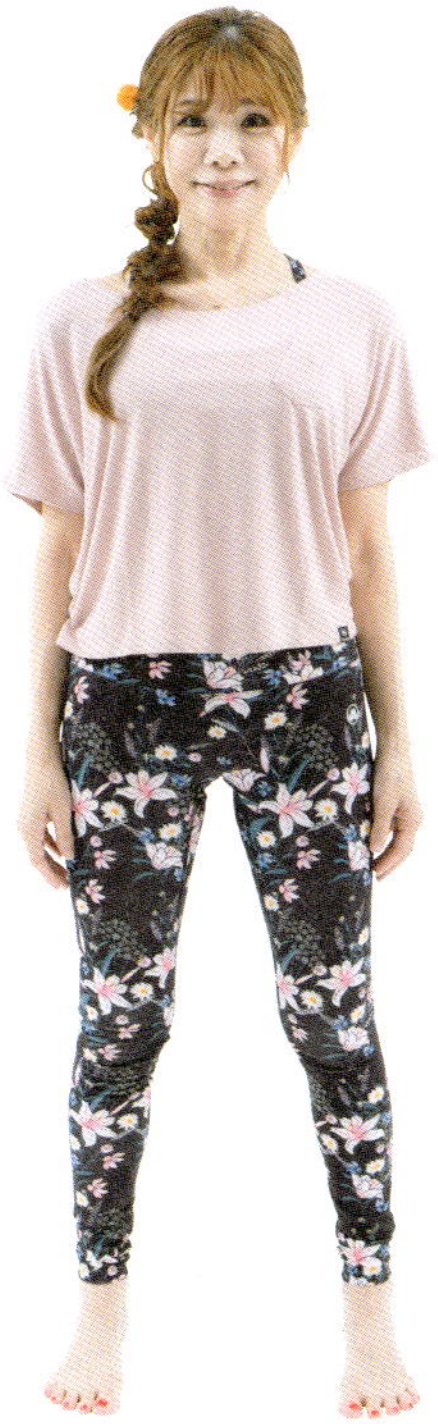

手は横に下ろして
リラックス

2 腕の力を抜き、
体を左右にひねる。

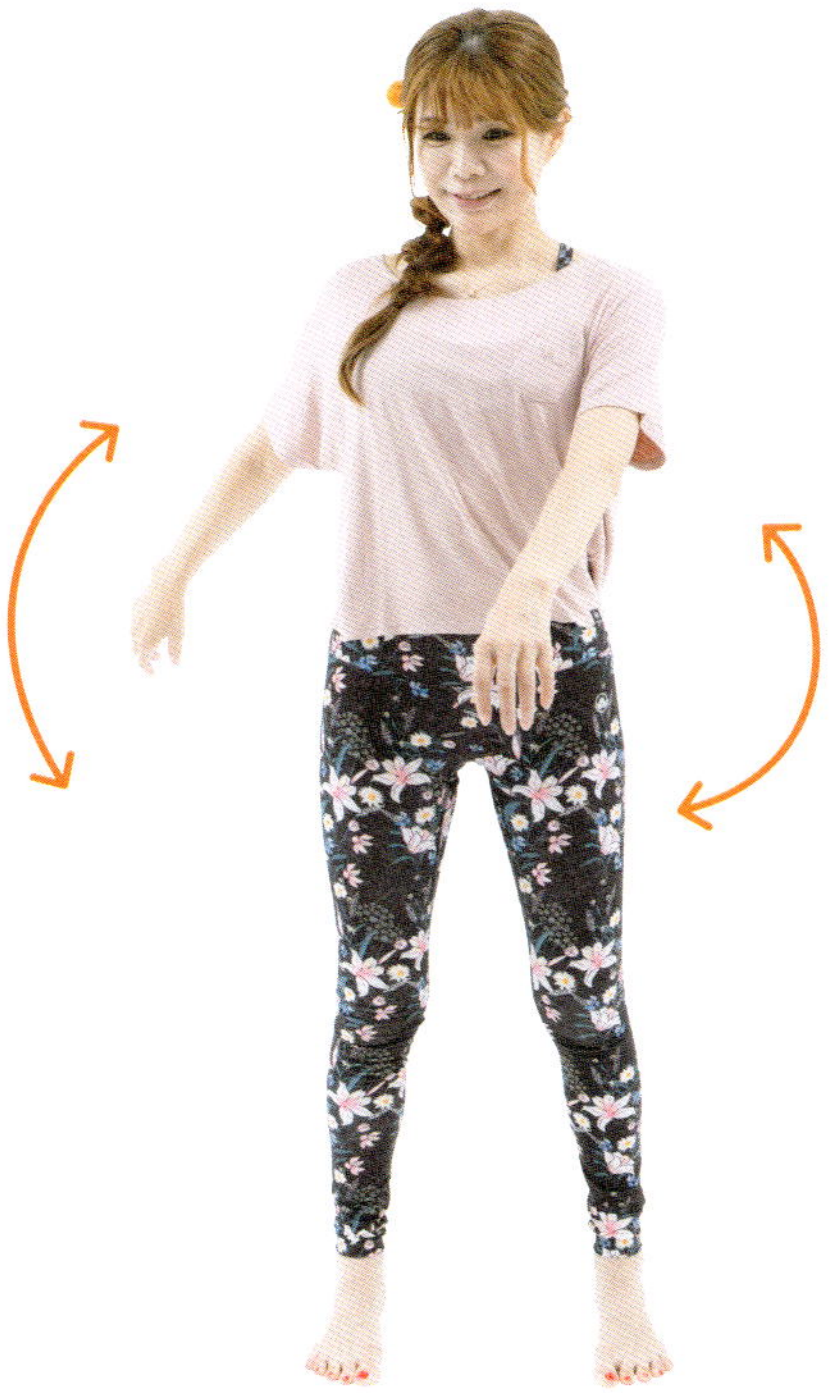

Point

腕はだらんと自然に巻きつくようなイメージで。腰から体を
動かそう。

体操23

のびのびストレッチ

肩こり、腰痛、猫背の改善&自律神経を整える

立って縦にストレッチ

1 両手を組んで手のひらを上に向ける。

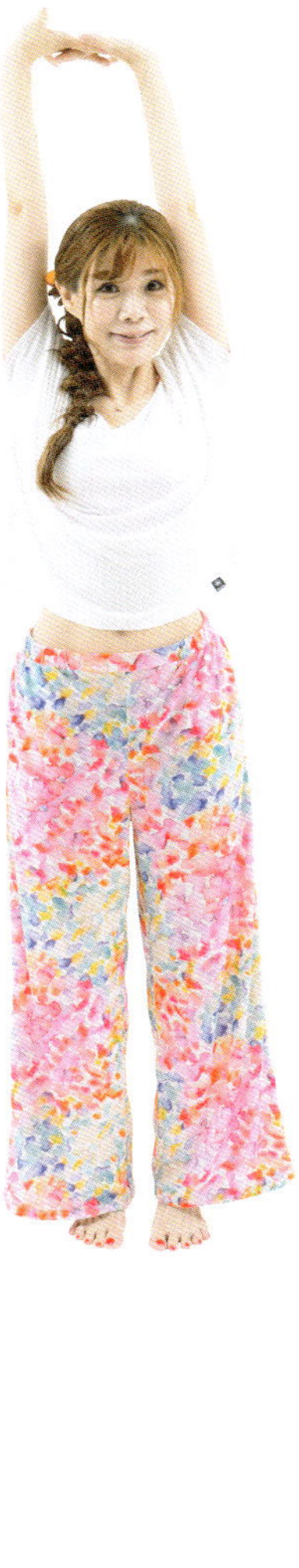

2 背のびして左右にゆらゆらと揺れる。

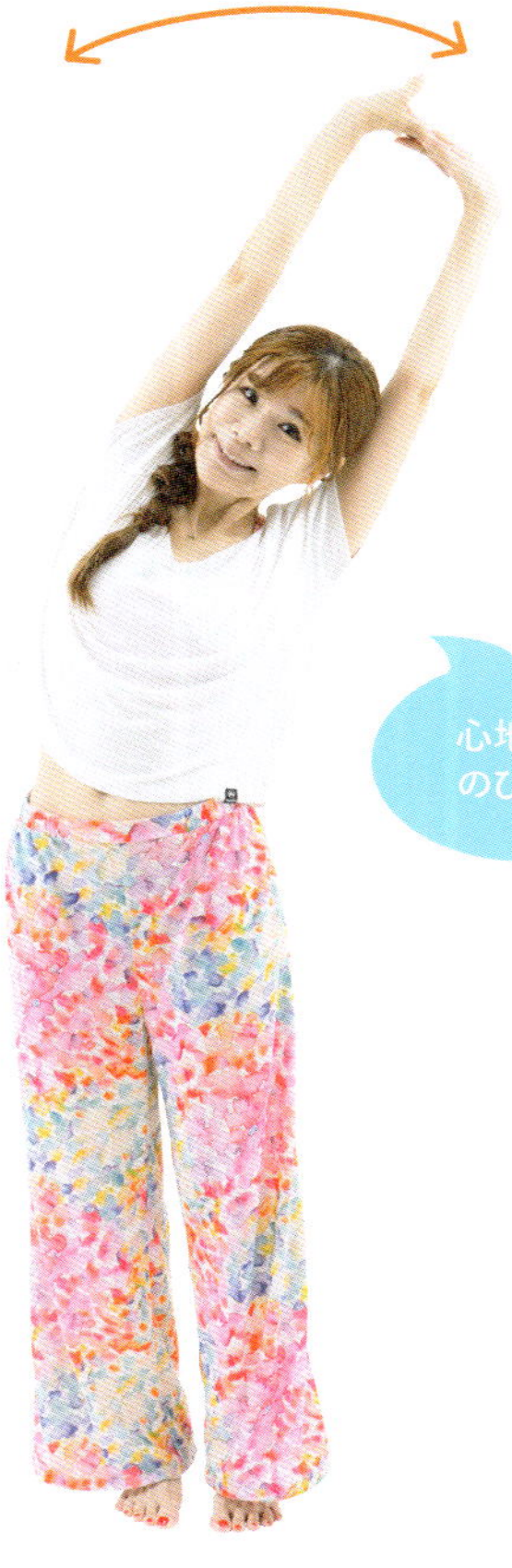

心地よく
のびて♪

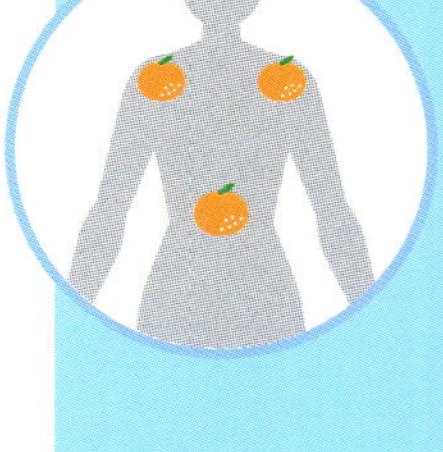

座って横にストレッチ

1　あぐらで座り、手を真横にのばす。

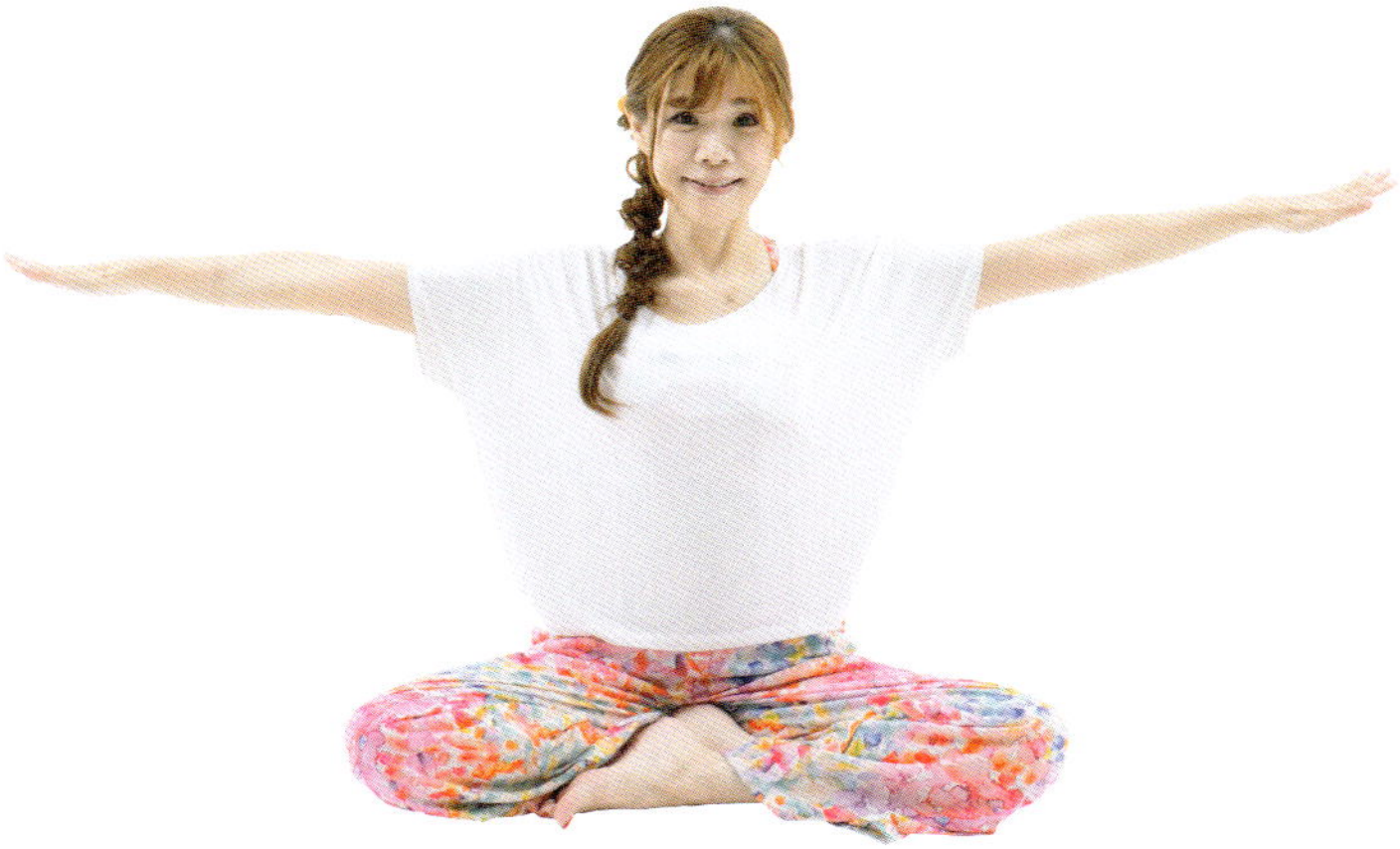

2　手のひらを左右交互にねじる。

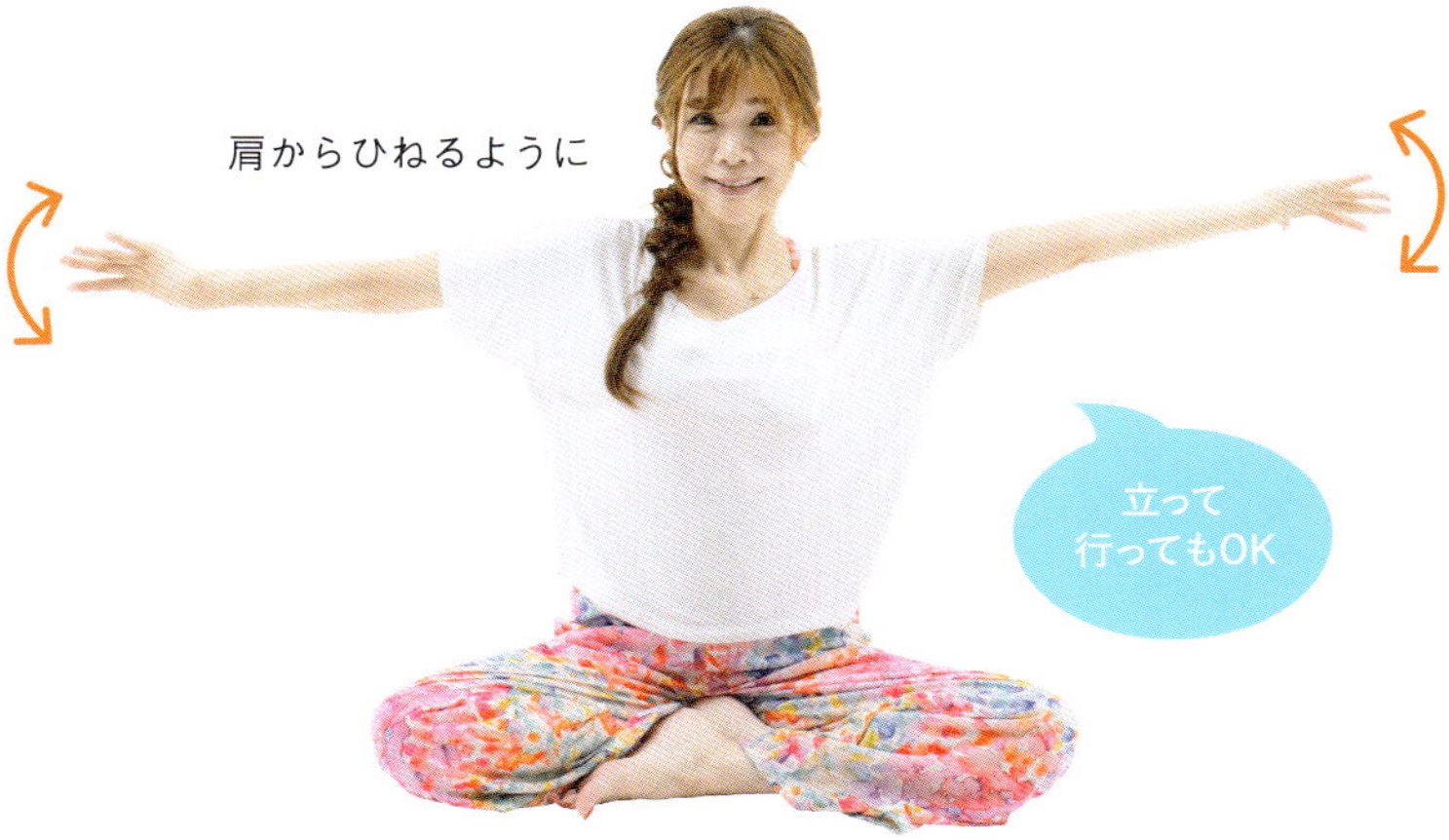

Point

手のひらだけでなく、肩からひねるように動かして、肩甲骨の動きを感じてみよう。

座ってまあるくストレッチ

1 あぐらで座って両手をつき、
右手を大きく上げて上半身をのばす。

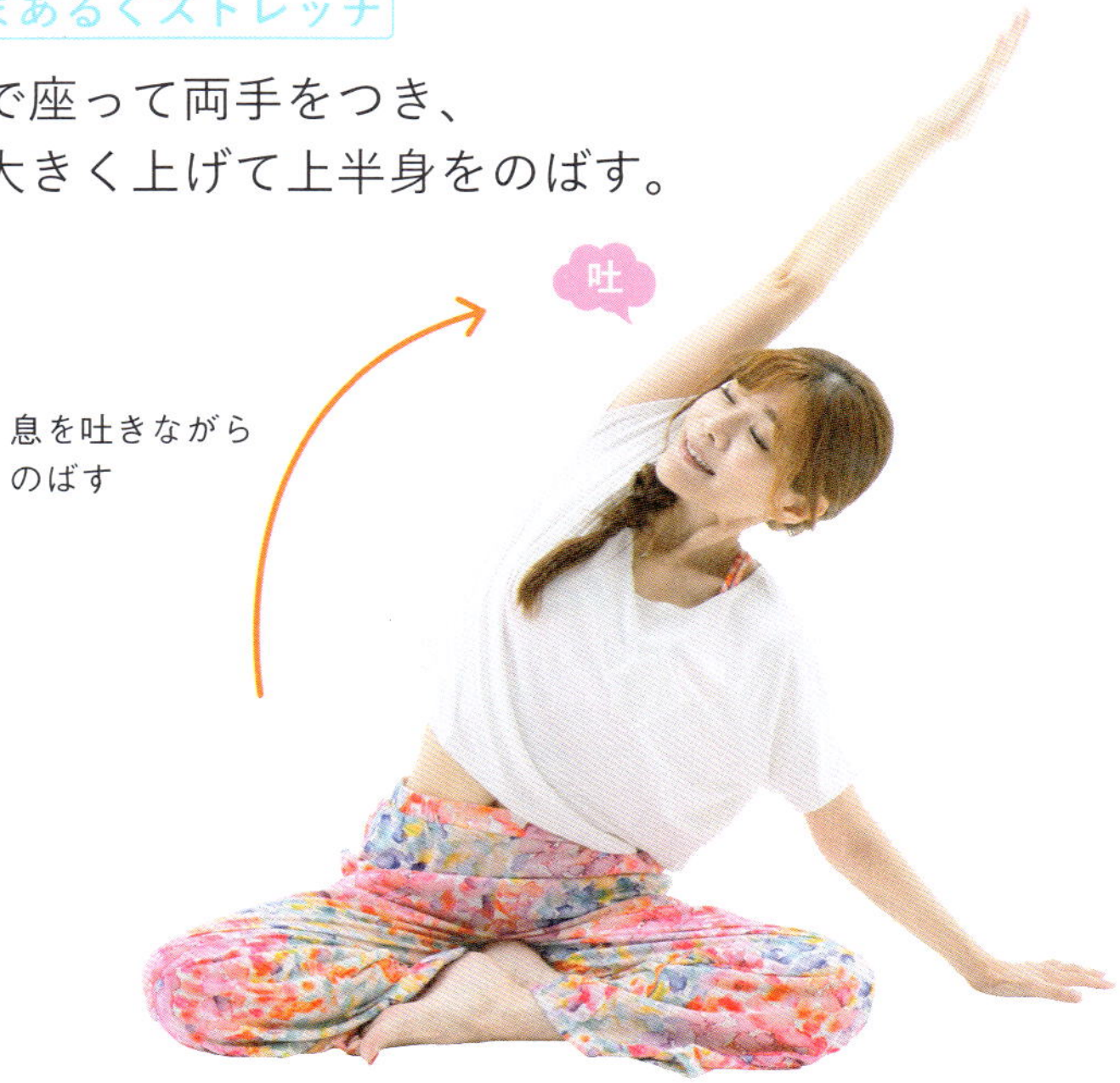
吐
息を吐きながら
のばす

2 息を吸いながら戻し、
左側も同じようにのばす。
左右交互に繰り返す。

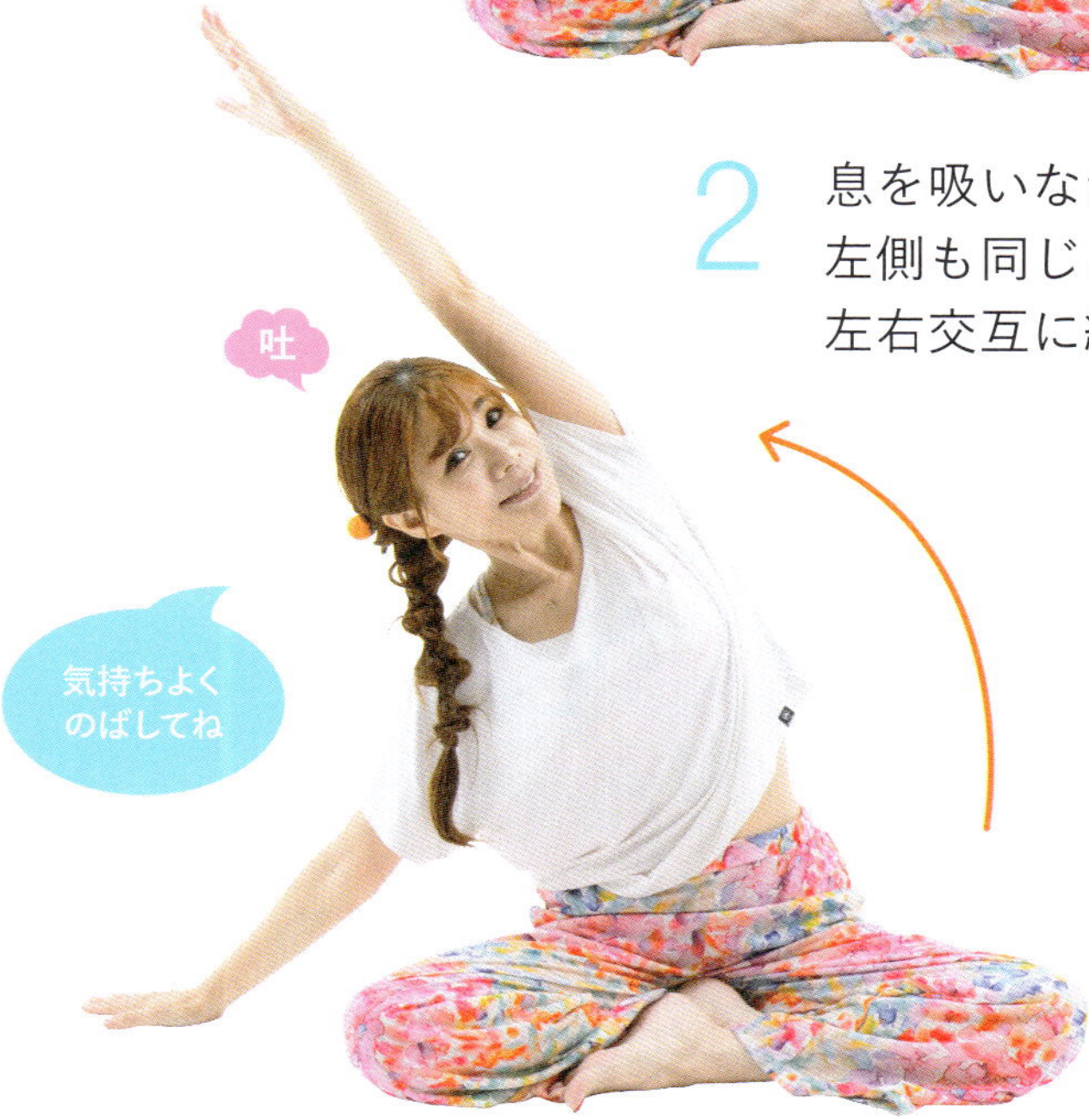
吐
気持ちよく
のばしてね

座ってねじねじストレッチ

1　あぐらで座り、息を吐きながら上半身を左から右にねじる。

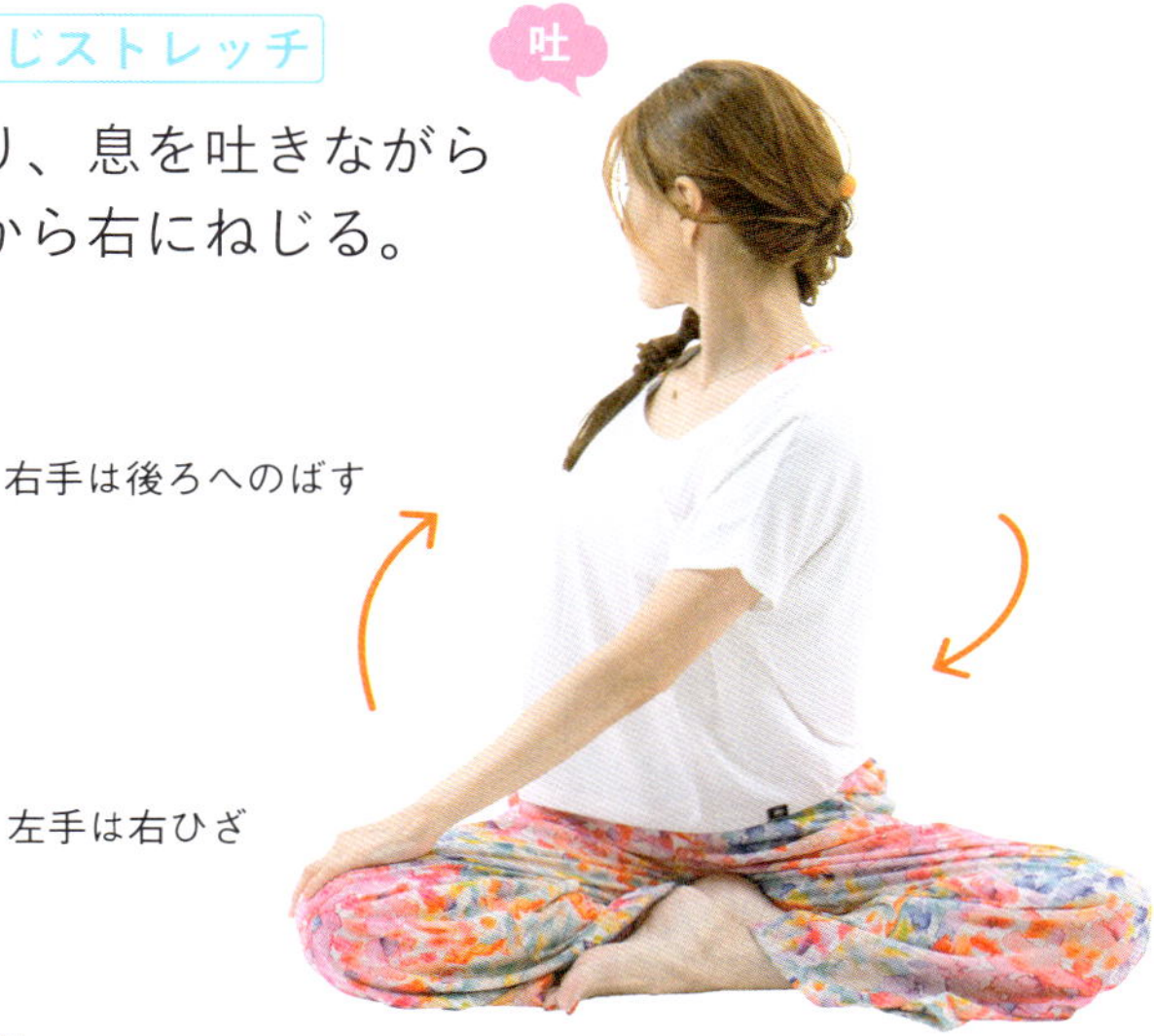
吐
右手は後ろへのばす
左手は右ひざ

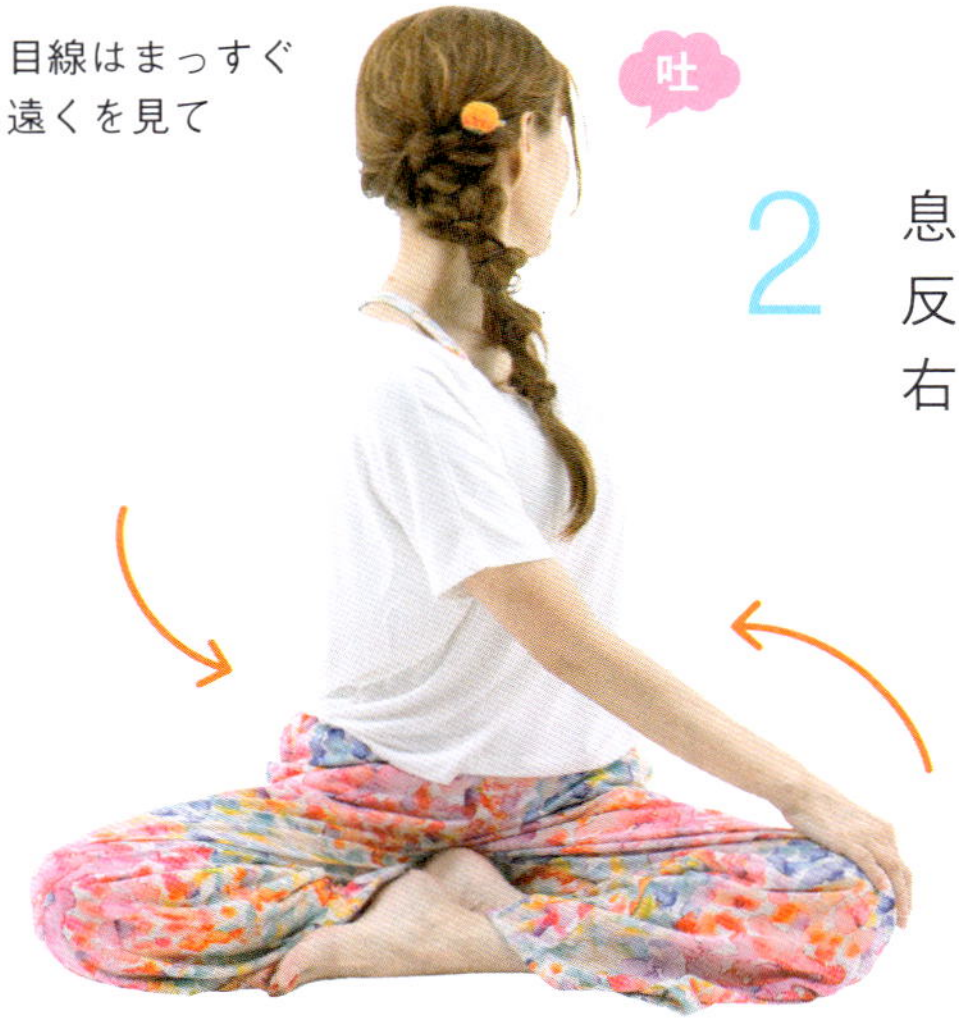
目線はまっすぐ
遠くを見て
吐

2　息を吸いながら戻し、反対側も同じように右から左にねじる。

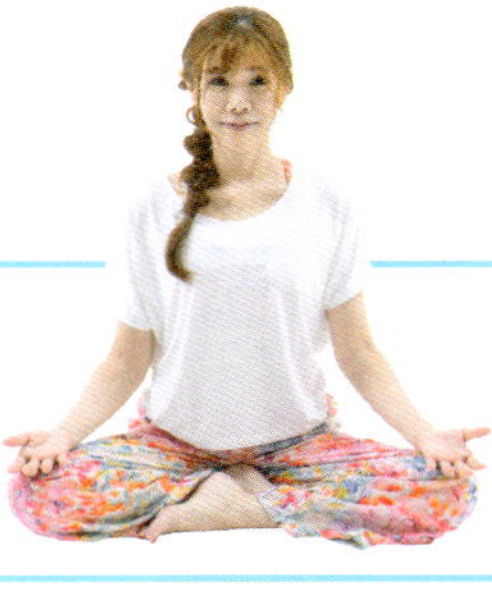

Point

背中に芯が通っているようなイメージを保ちながら、筋肉ののびを感じよう。最後は手のひらを上に向けてリラックス♪

体操
24

肩甲骨はがし

全身を整え痩せる体に

1 背中でゆっくりと両手のひらを合わせて合掌し、大きく深呼吸。

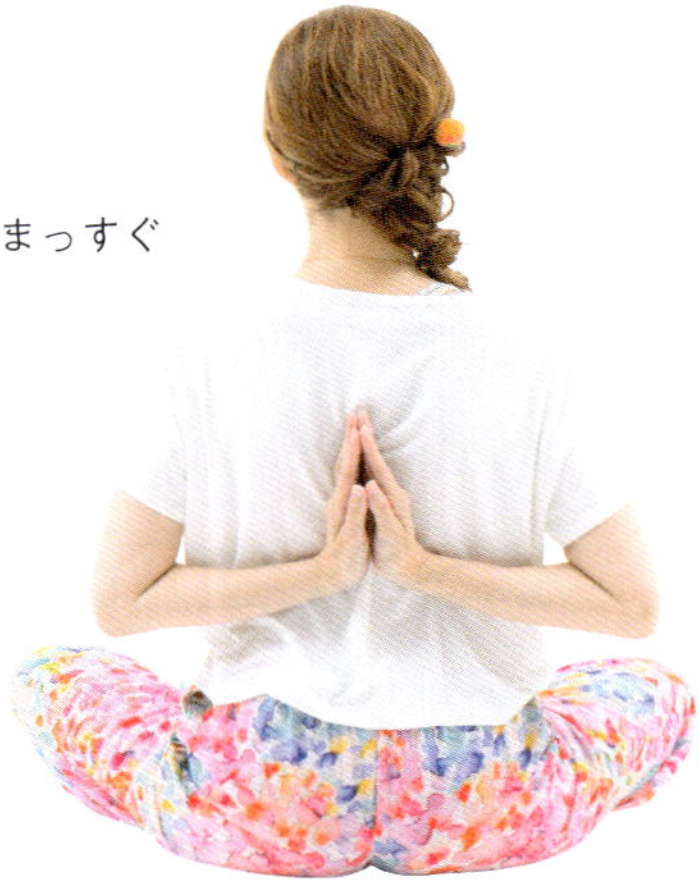

背すじはまっすぐのばす

手の甲は肩甲骨の下

合掌が難しい場合

背中の後ろで両ひじを掴み、大きく深呼吸。

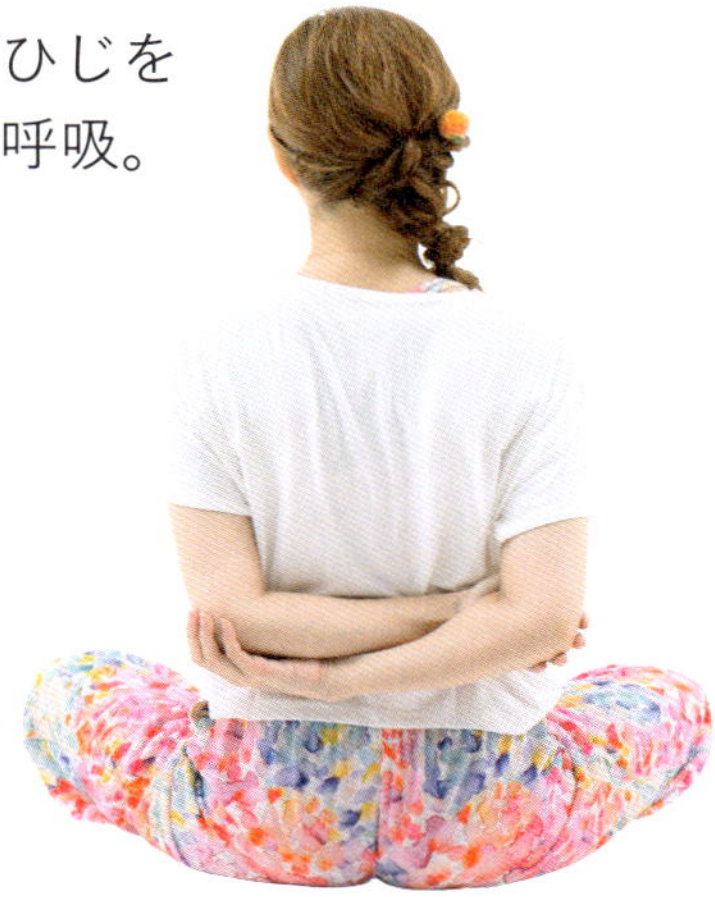

Point

背すじをのばして、肩甲骨が中央に寄っていることを意識しましょう。

ココに効く！

全身

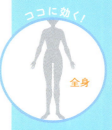

2 右手は上から、左手は下から背中の後ろへ回して手をつなぎ、大きく深呼吸。反対側も同様に行う。

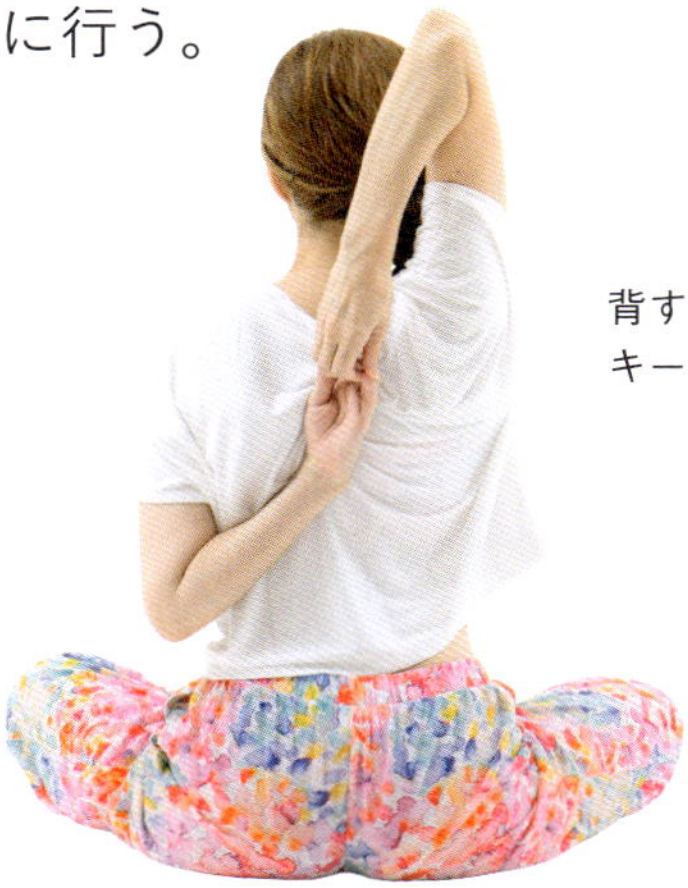

背すじはのばしたままをキープ

手が届かない場合

タオルなどを使ってもOK。上側の手にタオルを持ってたらし、下側から手をのばして掴みましょう。

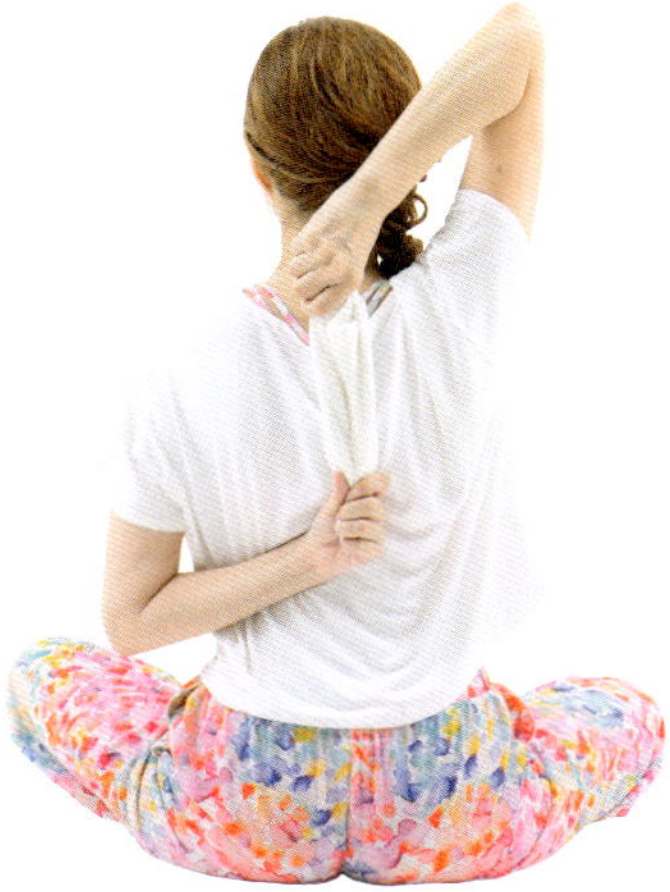

Point

動作も呼吸もゆっくりと。無理はしないこと！

Xの動画はこちら！

体操
25

脇マッサージ

リンパや血のめぐり改善→若返り、小顔、バストアップに！

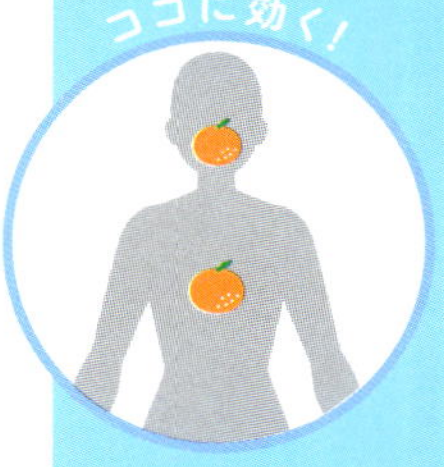

1 片手を上げて、脇のすぐ横（大胸筋《だいきょうきん》）をつかむ。

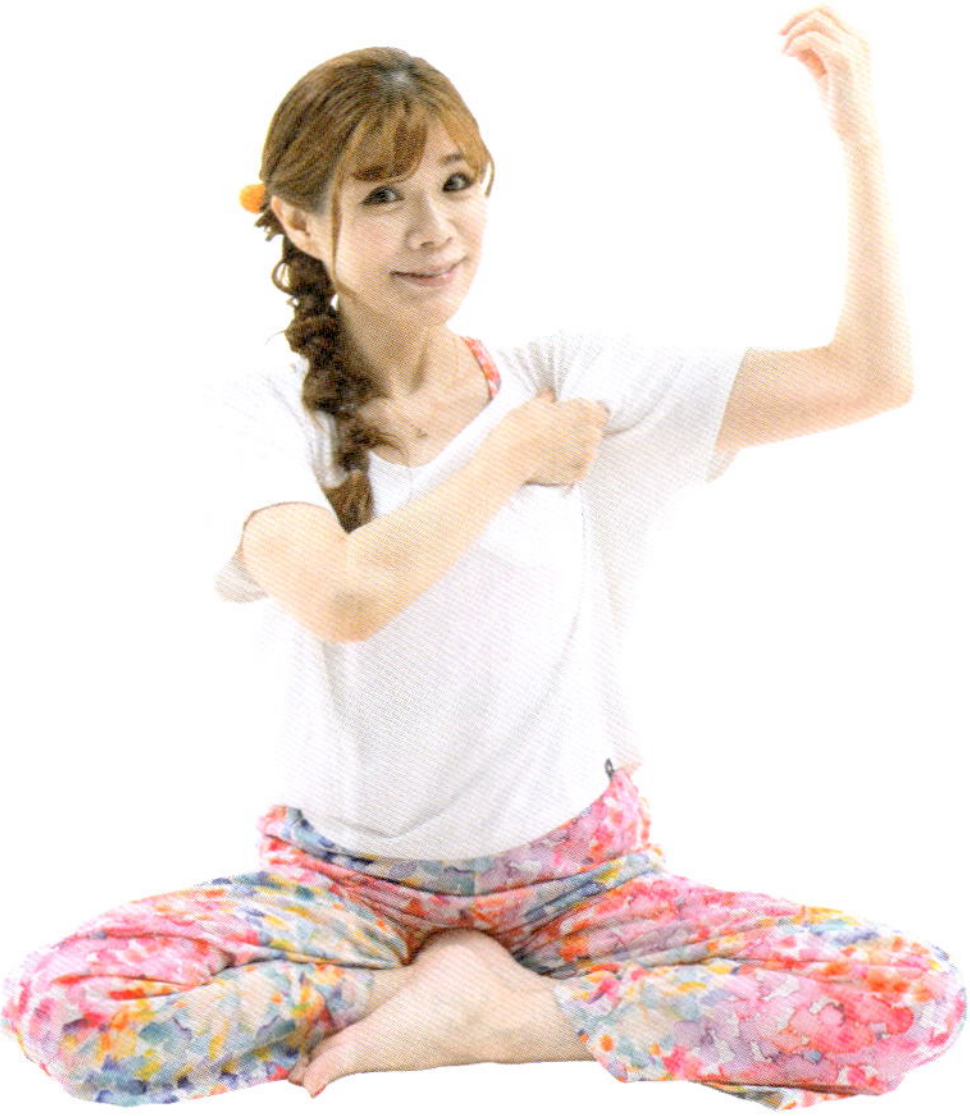

2 筋肉を大きくつかむようにしてほぐす。

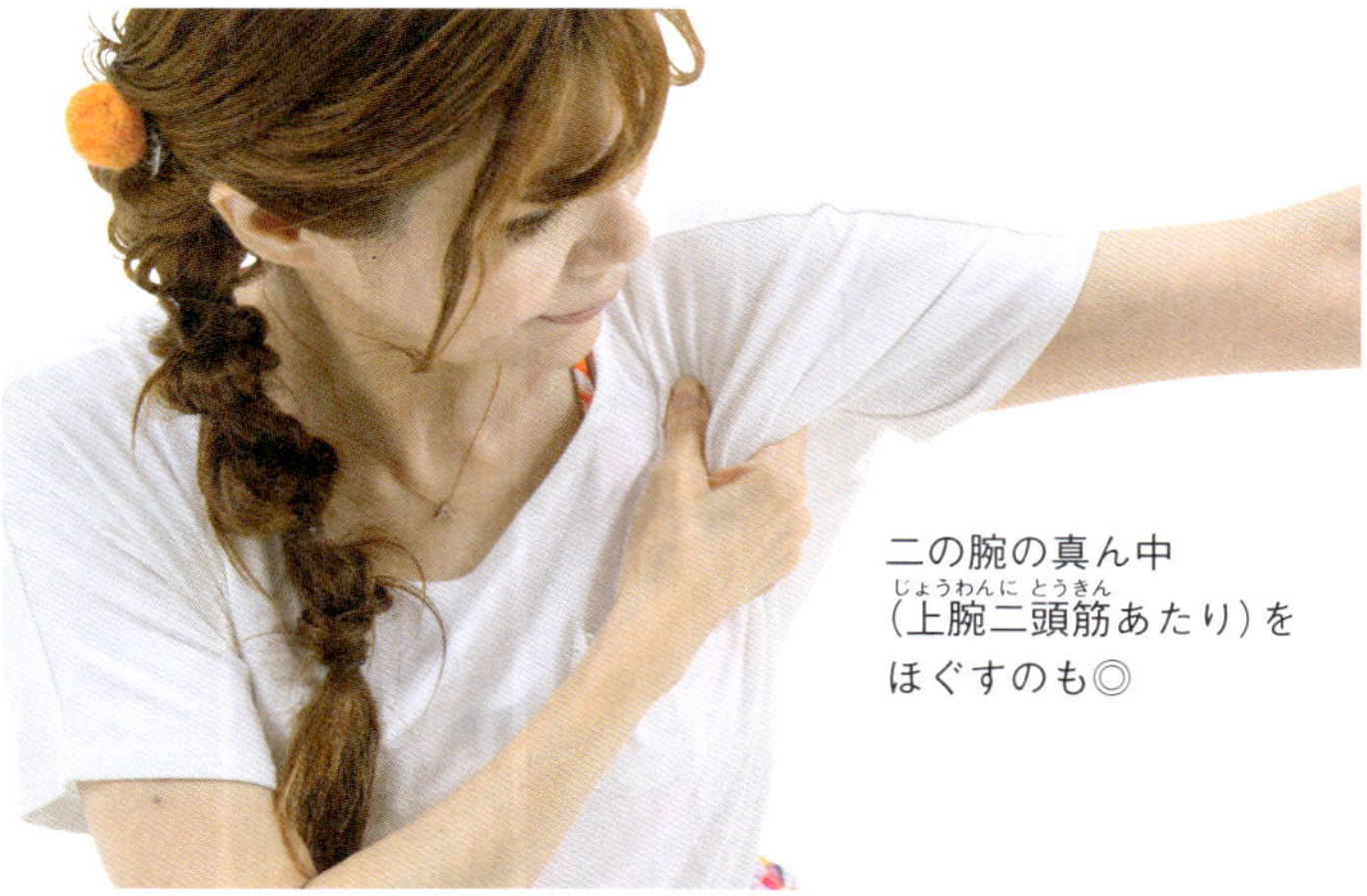

二の腕の真ん中（上腕二頭筋《じょうわんにとうきん》あたり）をほぐすのも◎

3　脇の下の筋肉（前鋸筋《ぜんきょきん》）をつかむ。

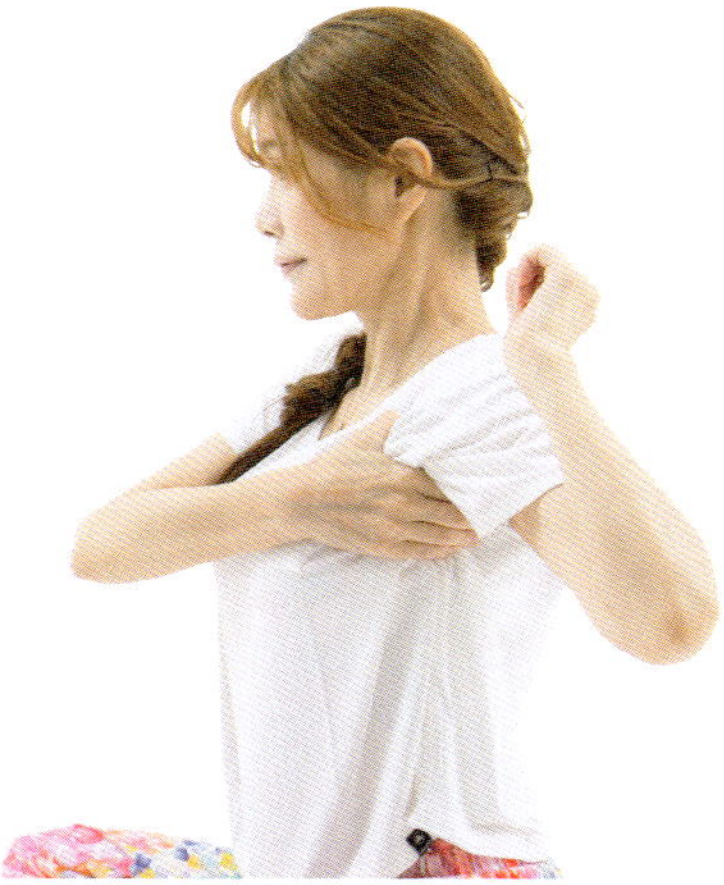

4　つかんだまま大きく後ろに肩をまわす。反対側も同様に行う。

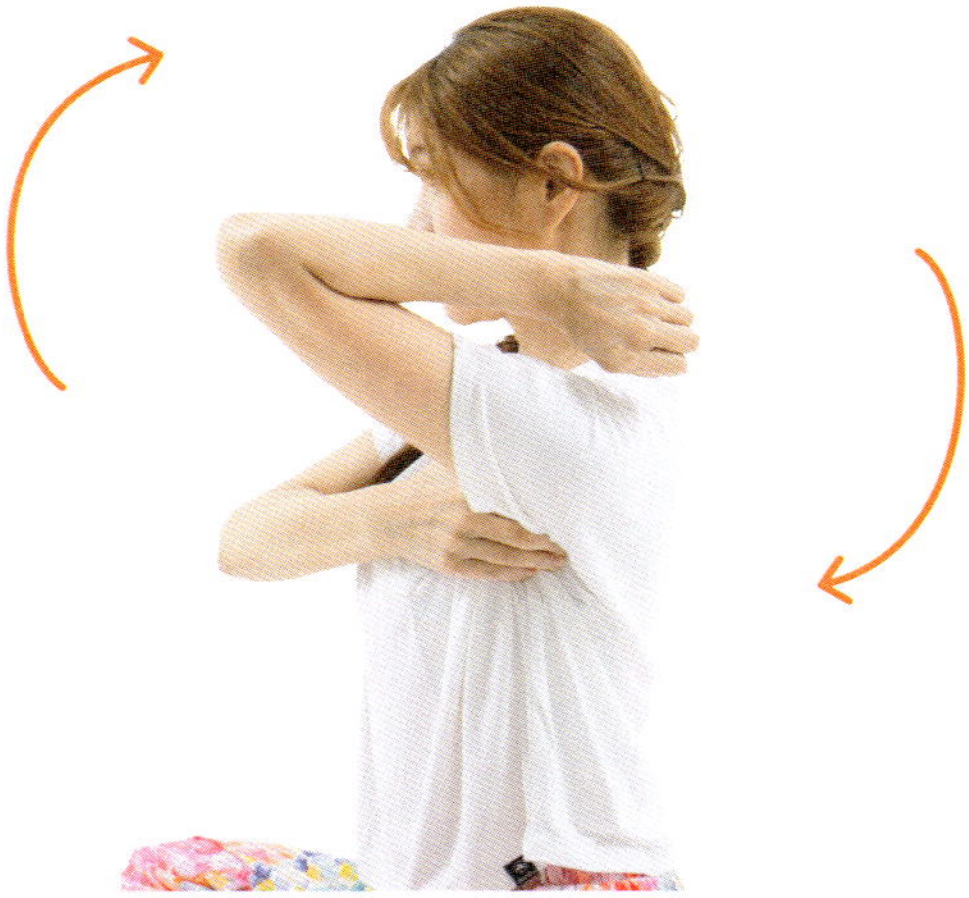

Point

ゴリゴリするところがあれば、丁寧にほぐしましょう。脇の下をほぐすことで、肩こりの改善にも効果的。

体操26

チェアストレッチ

肩こり、首こり、頭痛、眼精疲労軽減！　上半身かろやか♪

1　ひざをつき、イスにひじを乗せて手を合わせる。

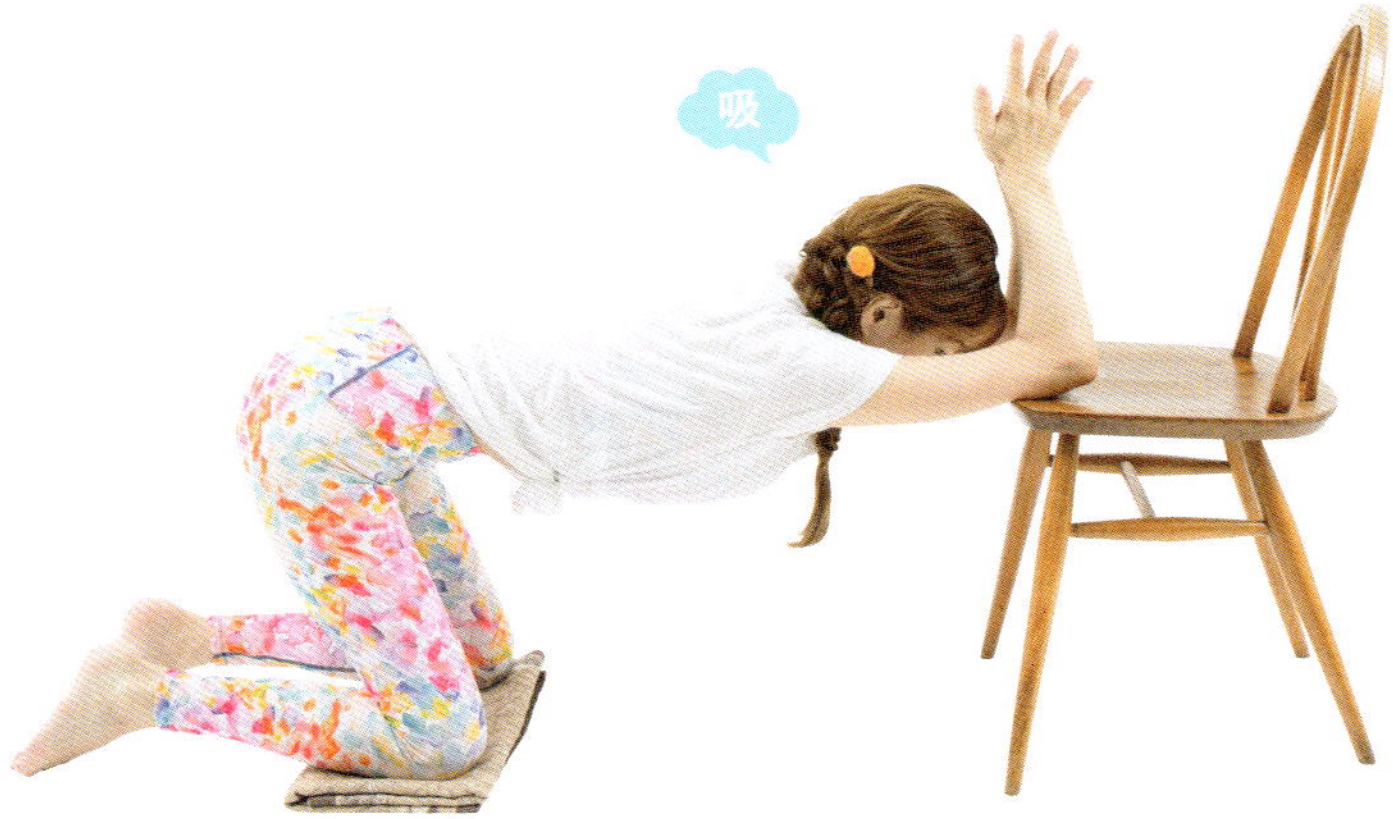

ひざが滑る、痛い場合は
タオルなどを敷く

2　体の重みで上半身をぐーっと下ろして脇の下をのばす。何回か繰り返す。

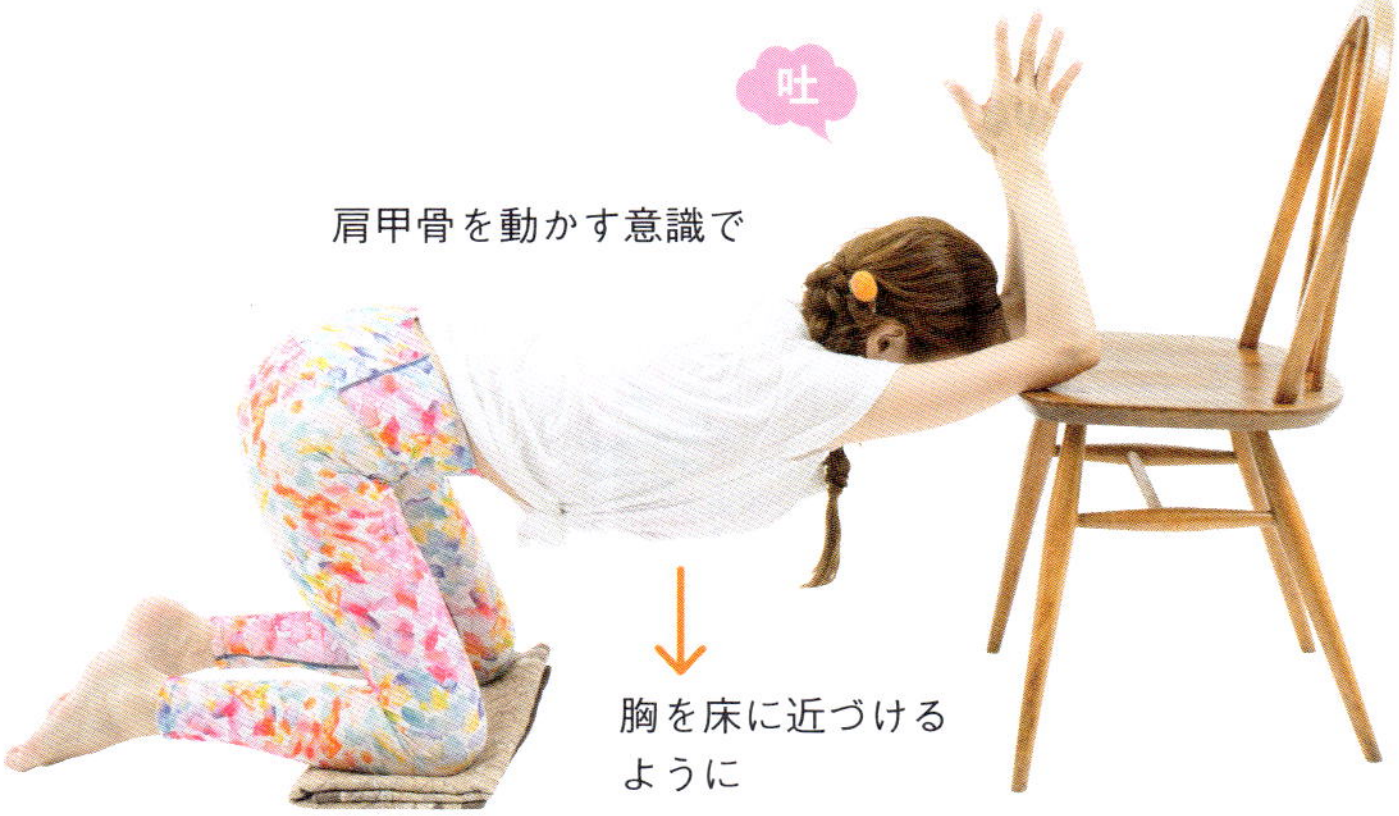

肩甲骨を動かす意識で

胸を床に近づける
ように

ココに効く！

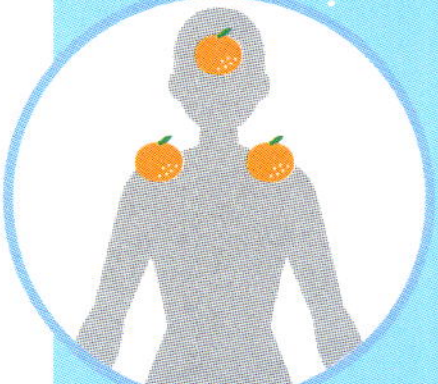

手のひらを合わせるのがつらい場合

椅子に手をついてひじをまっすぐのばし、
体の重みで脇の下をのばす。何回か繰り返す。

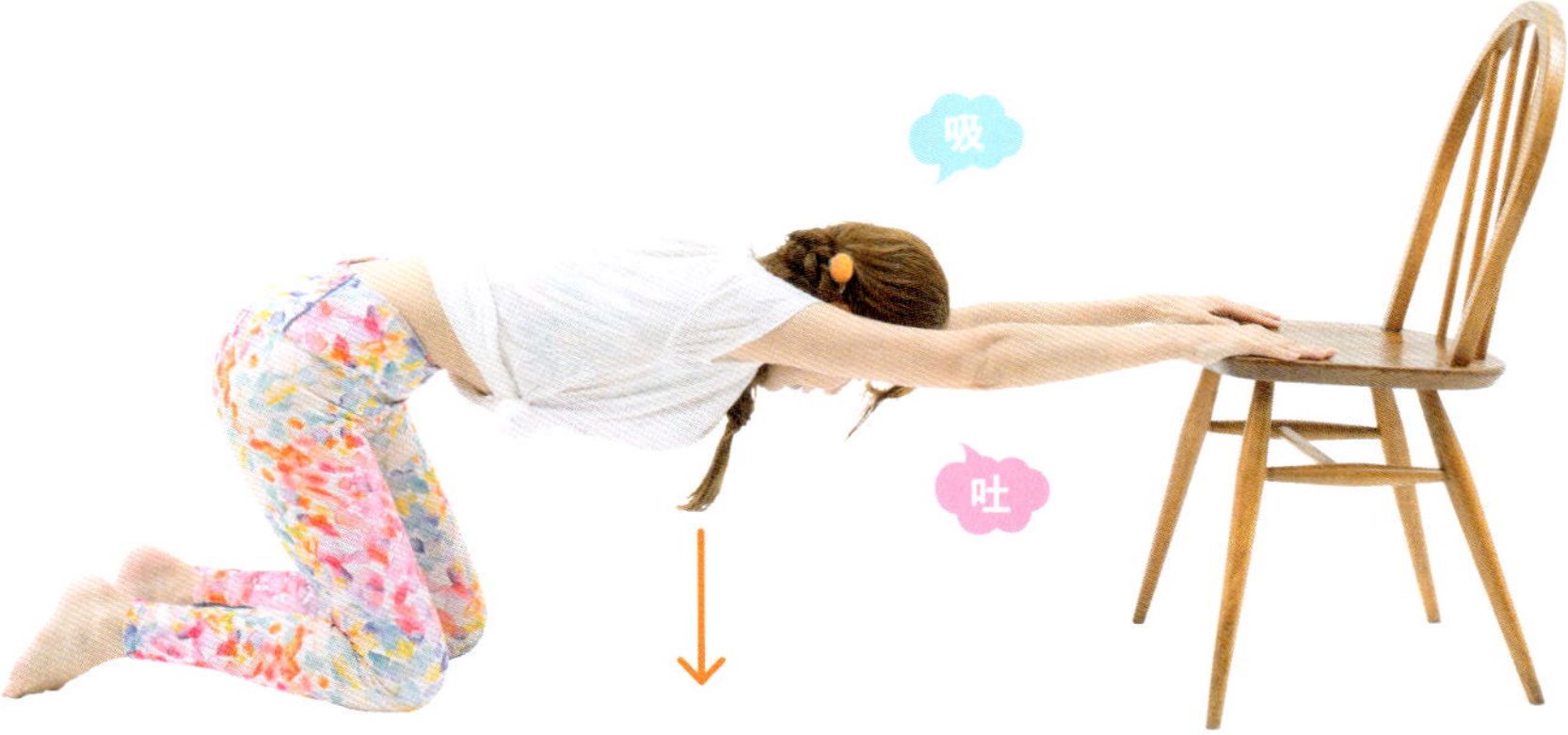

ひざが滑る、痛い場合は
タオルなどを敷く

Point

リラックス体操なので無理をせず、上半身をゆーっくりとほぐすようなイメージで行いましょう。しっかりほぐすと羽が生えたような軽さを感じられます♪

肩まわり、脇の下ののびを意識してね。

体操
27

ひざパタ

骨盤を整えて美脚に。自律神経も整うので朝にも夜にも◎

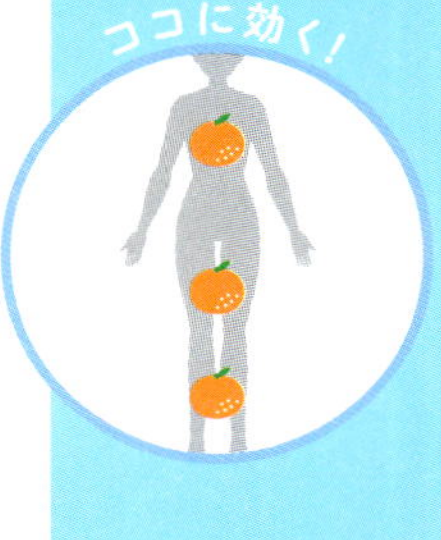

ココに効く！

1　ひざを立てて座り、後ろに手をつく。

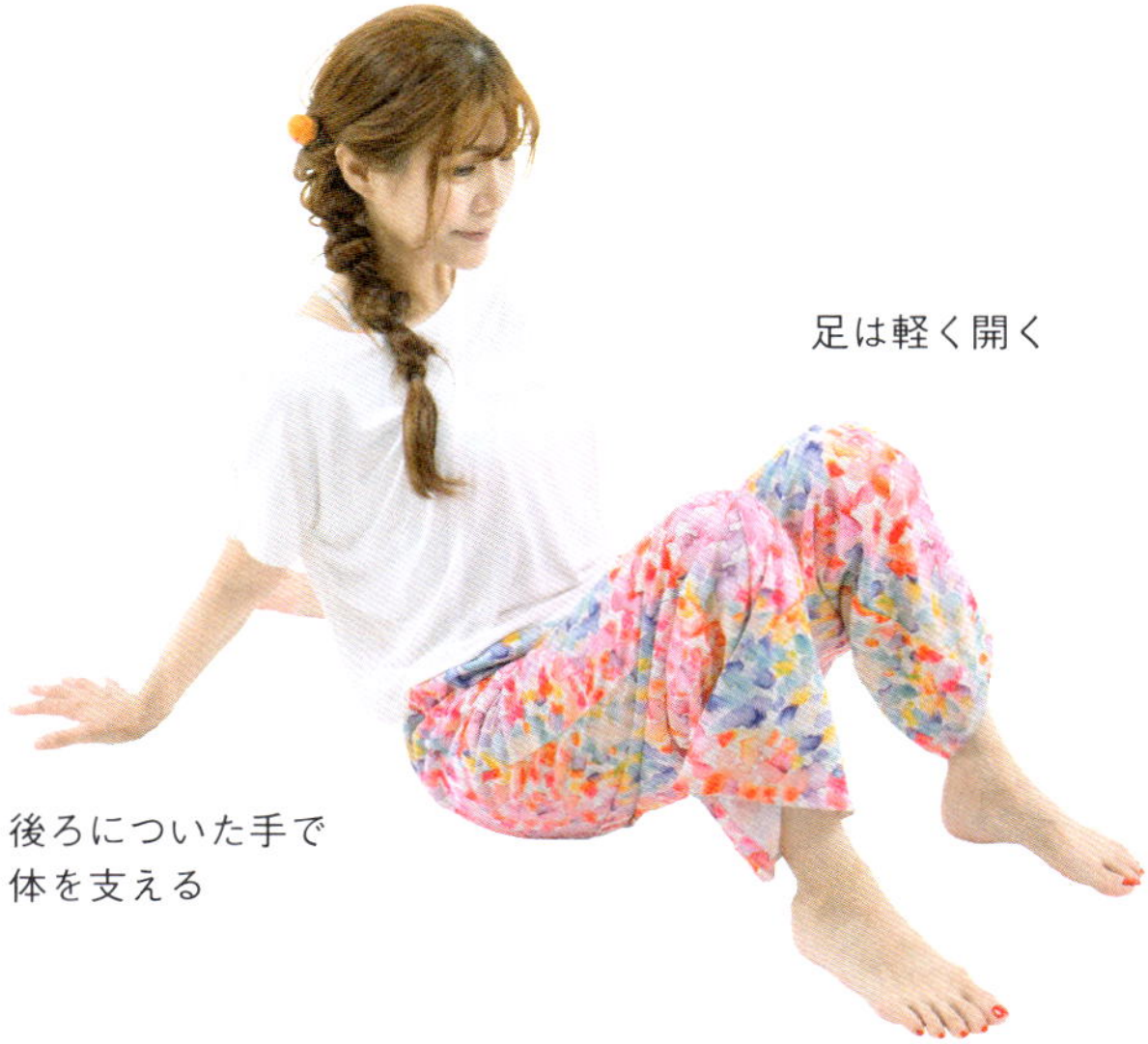

足は軽く開く
後ろについた手で
体を支える

2　ひざを片側にパタンと倒す。

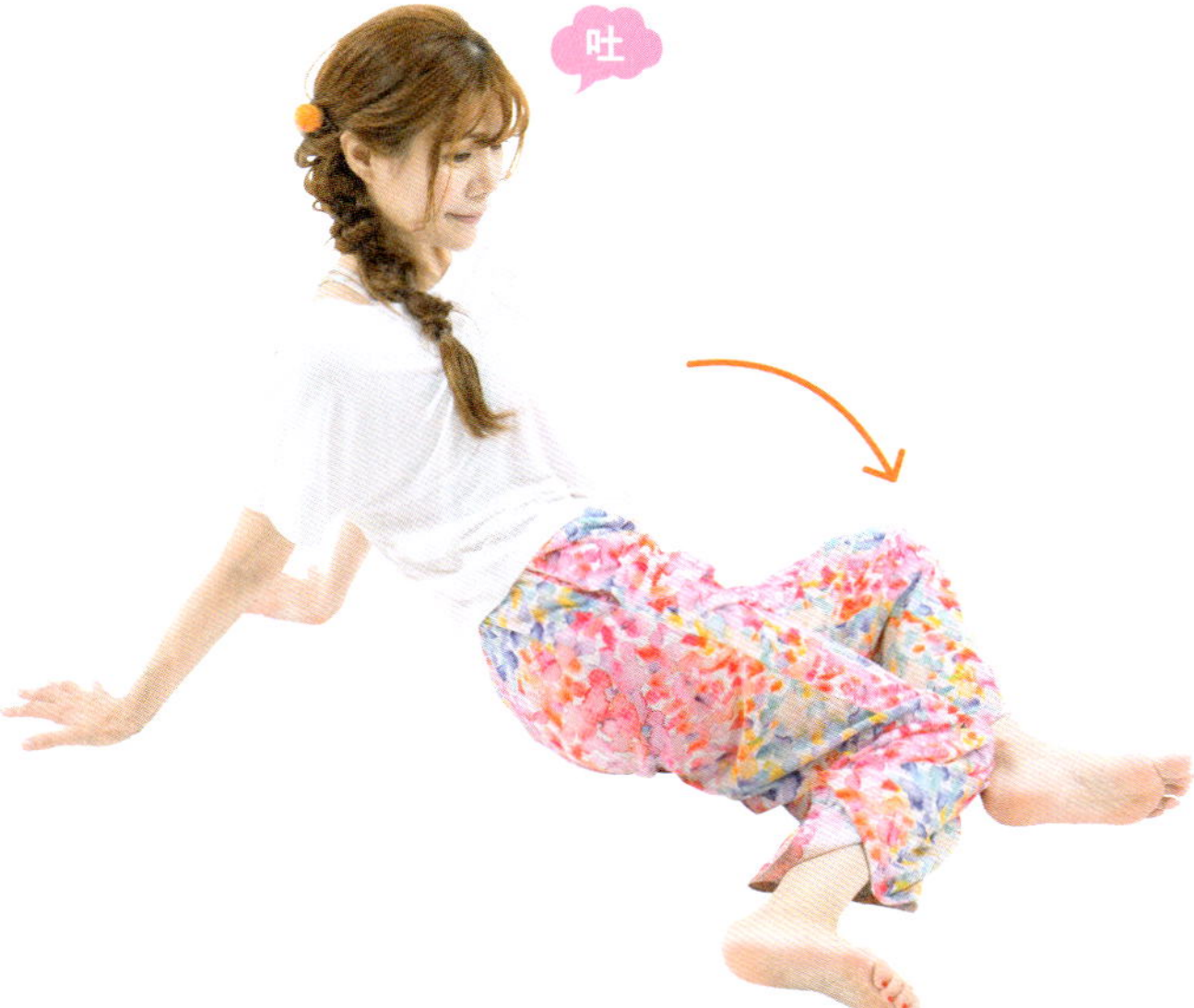

吐

3 息を吸って戻し、反対側にもパタン。ゆらゆらとほぐすように繰り返す。

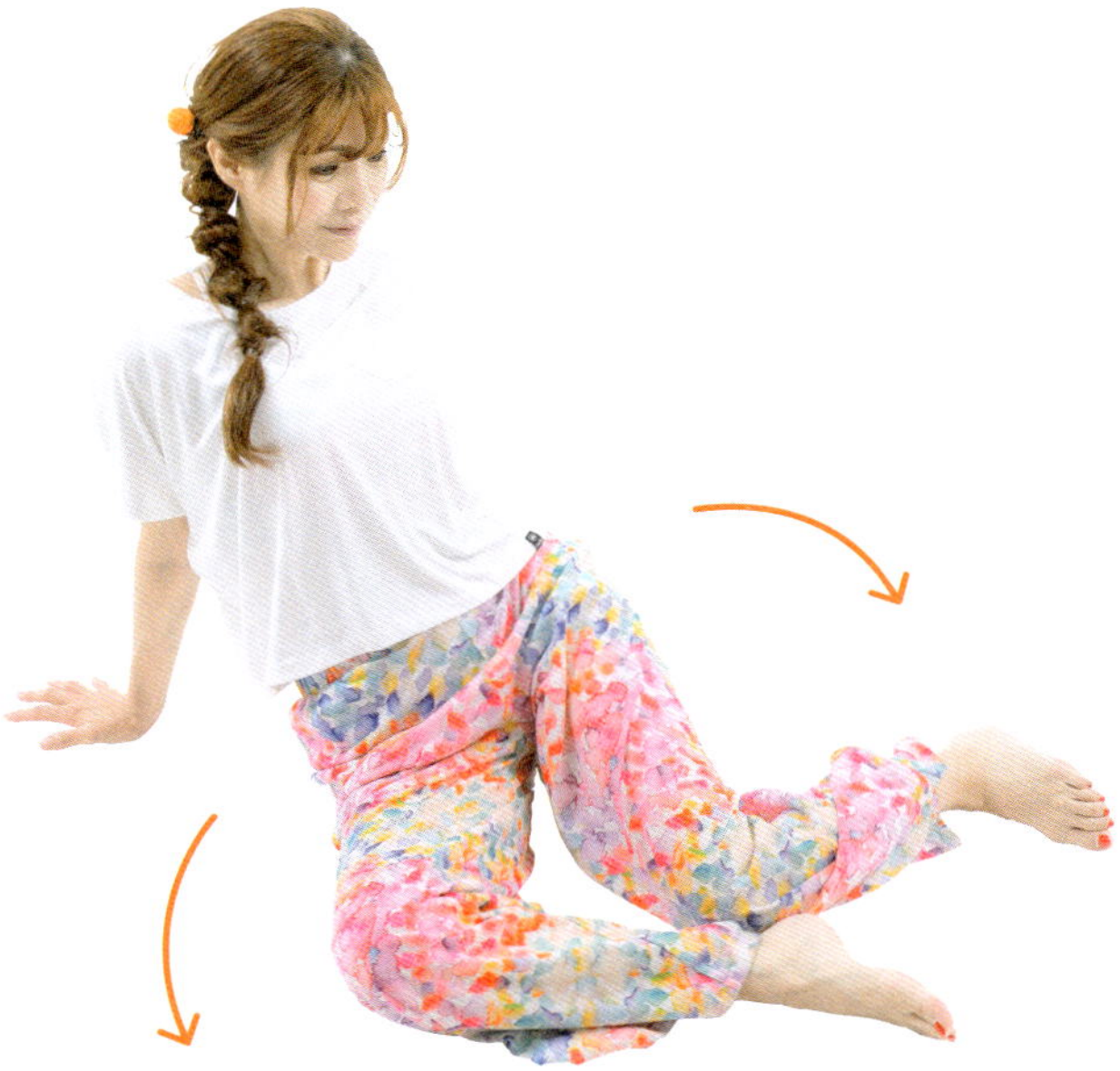

Point

ひざは完全に床につかなくても大丈夫。骨盤をゆらゆら動かしてほぐすようにリラックス♪左右で差があるので、やりづらいほうを丁寧に行いましょう。

体操28

あおむけひざパタ

すっきりおなかまわり&腰痛と猫背の改善に！

上級編・腰が痛い場合

1 両手で膝を抱えて丸くなる。

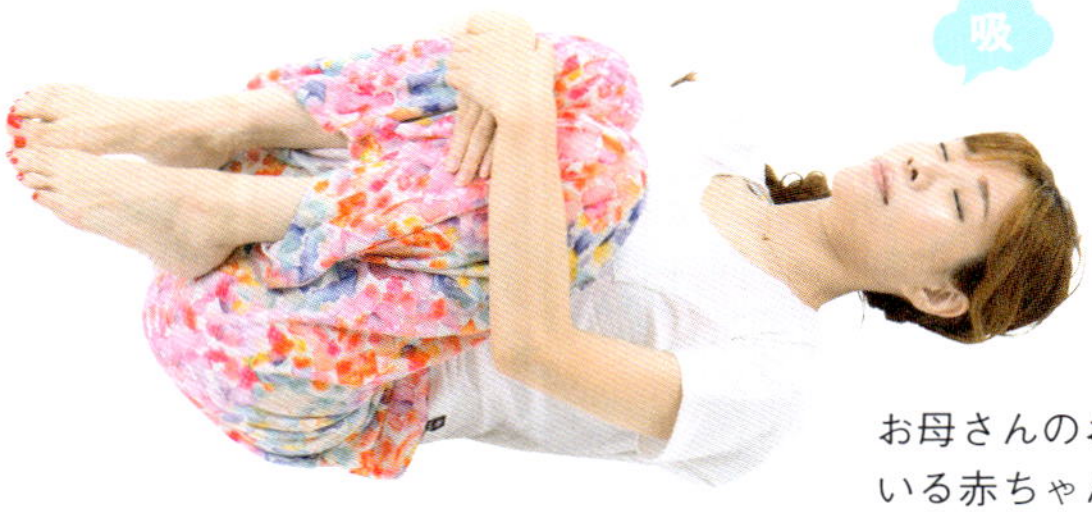

お母さんのお腹の中にいる赤ちゃんのようにリラックス

2 両手を広げ、右側に膝をたおしてペタンとつける。

手のひらは上

下腹に意識を集中！
膝はくっつけたまま

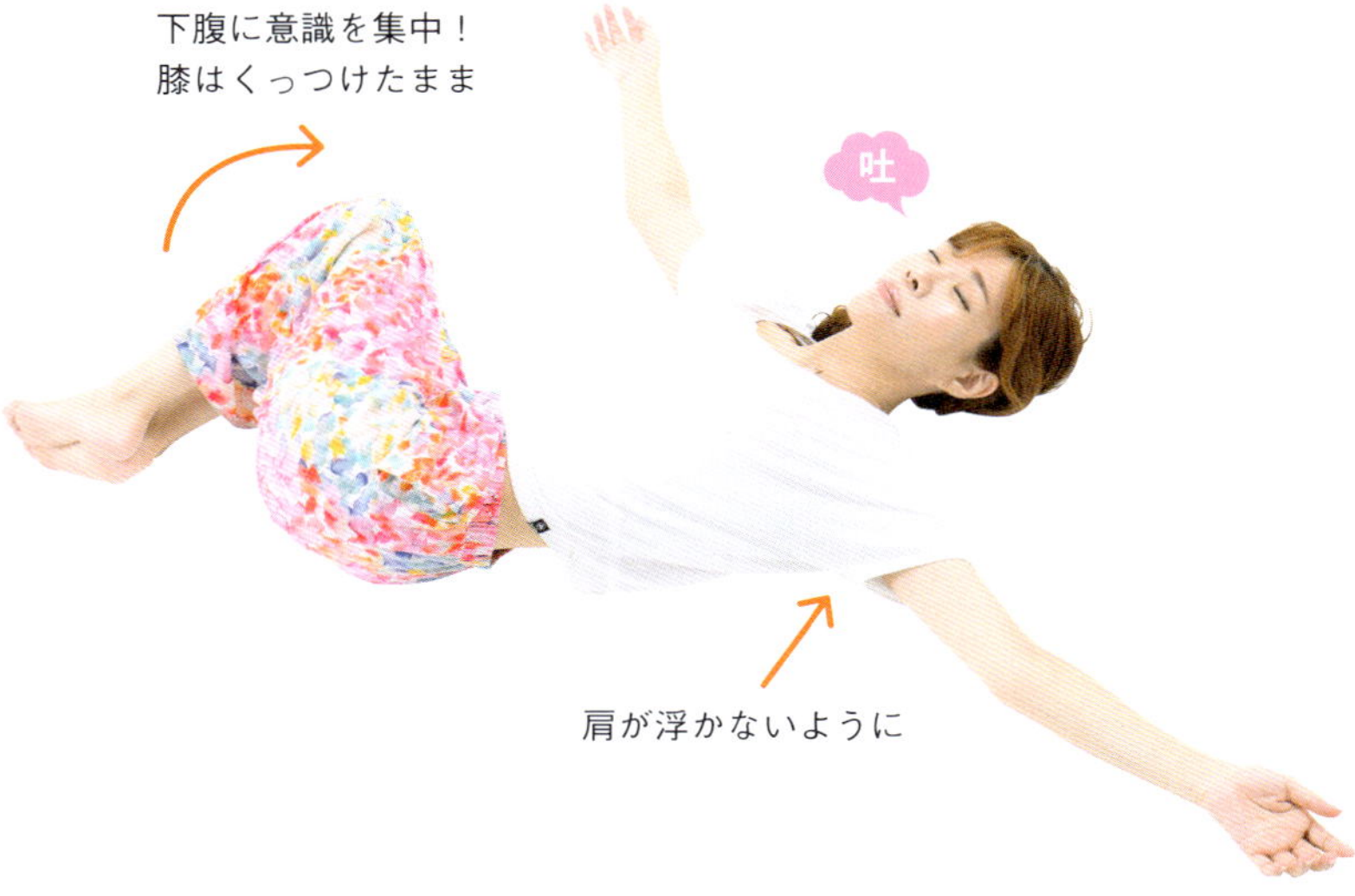

肩が浮かないように

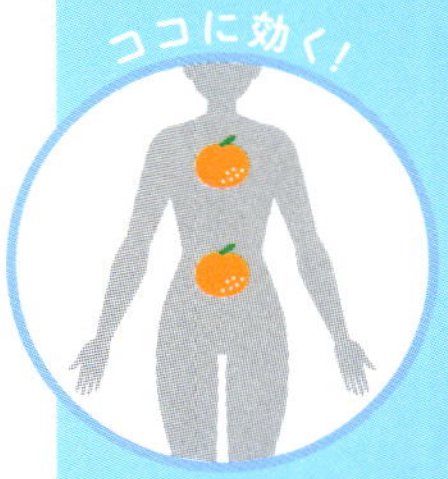

3　息を吸って真ん中に戻し、反対側も同様に大きくひねってストレッチ。

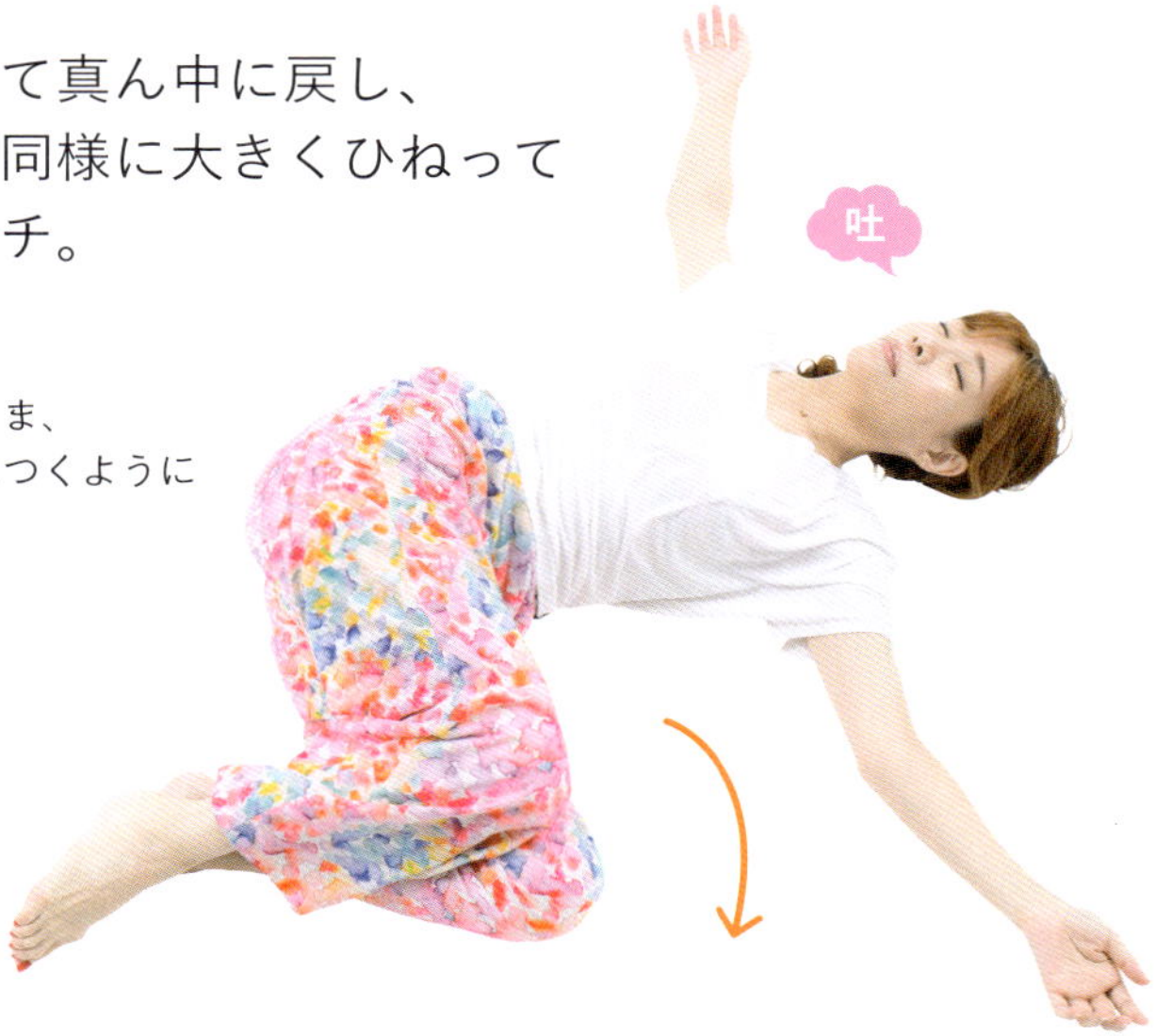
吐

膝をつけたまま、
なるべく床につくように
大きくひねる

4　両足をのばして、全身の力を抜く。

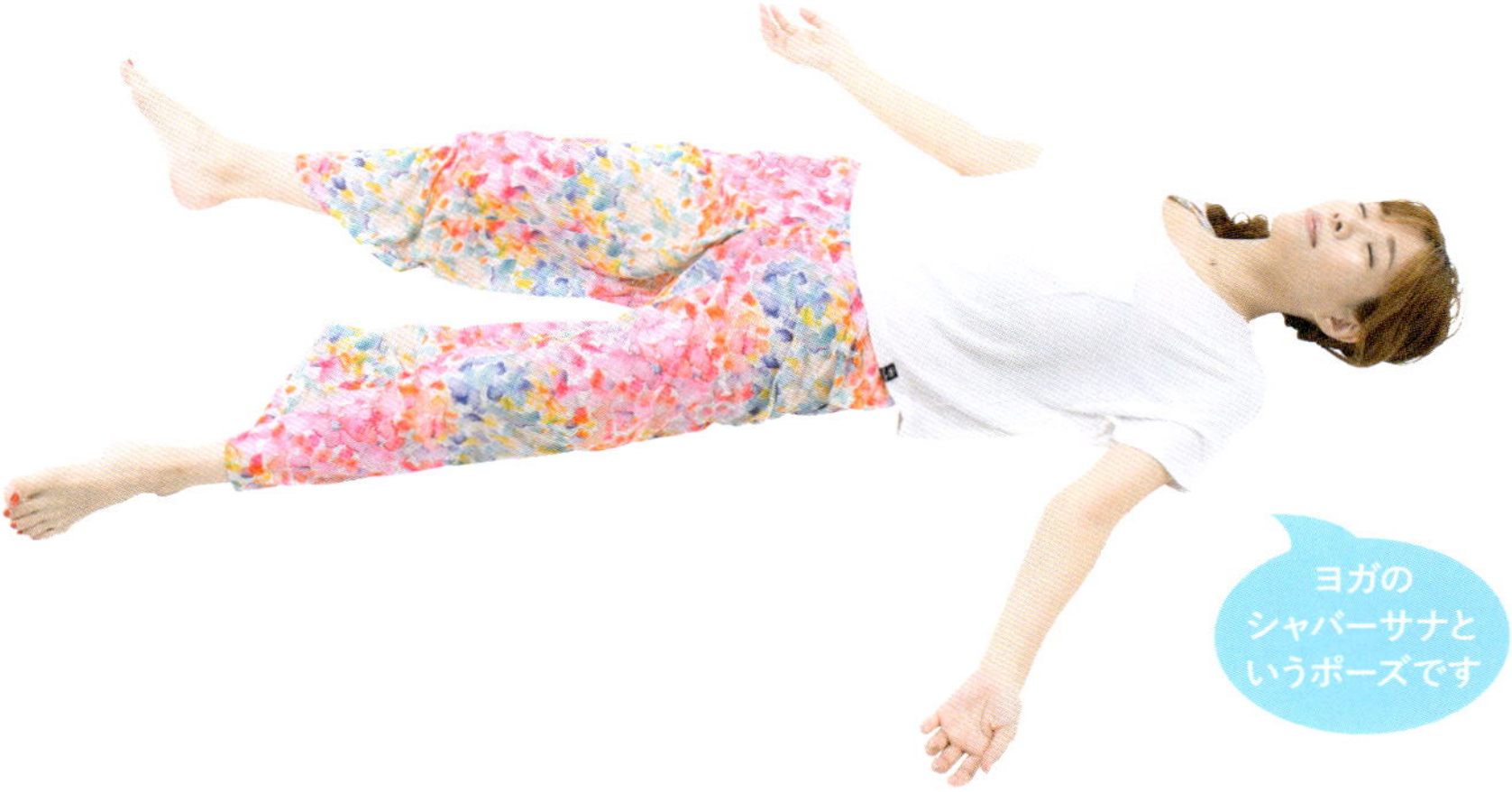
ヨガの
シャバーサナと
いうポーズです

Point

呼吸を止めず、ひざを倒したときに息を吐きましょう。空腹時におこなうと、お腹をへこませやすいので効果アップ。

Xの動画はこちら！

体操
29

カエルストレッチ

股関節に効く！　脚痩せ&くびれウエスト&代謝UPに効果的

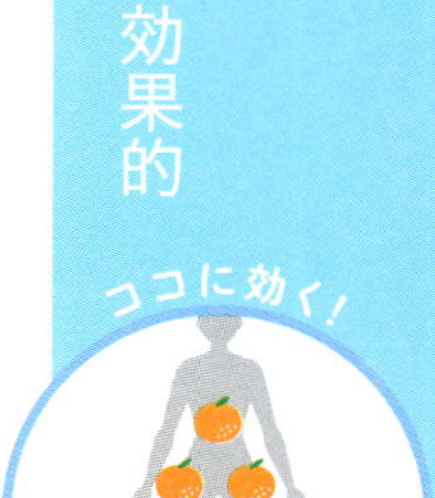

1　しゃがんでひざの間で合掌し、
ひじで両足を開くようにストレッチ。

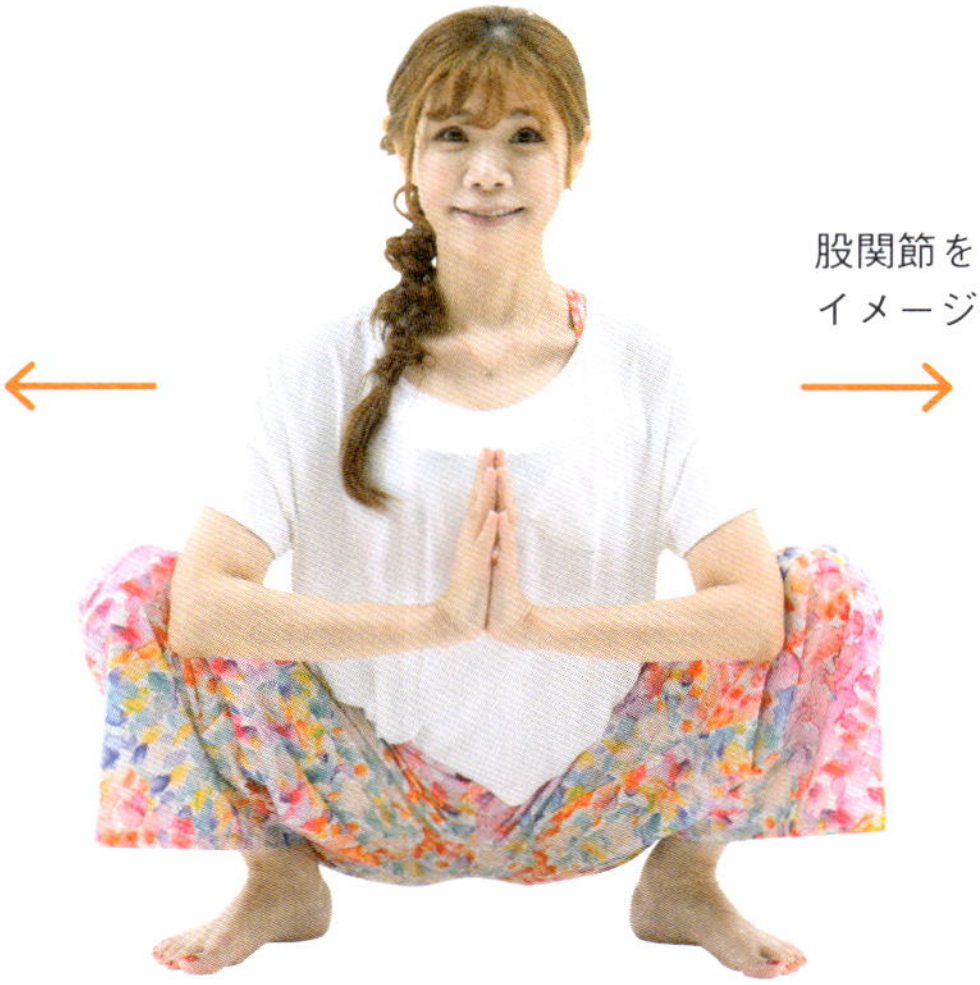

2　両手を床につく。

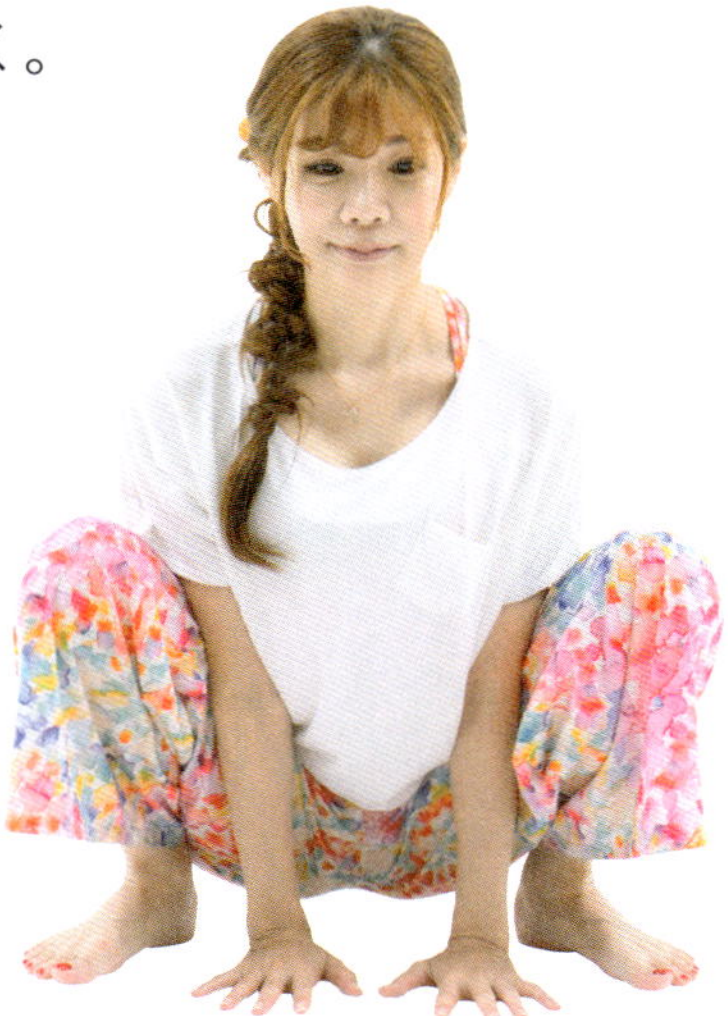

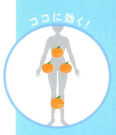

3　右脚をゆっくり横にのばす。

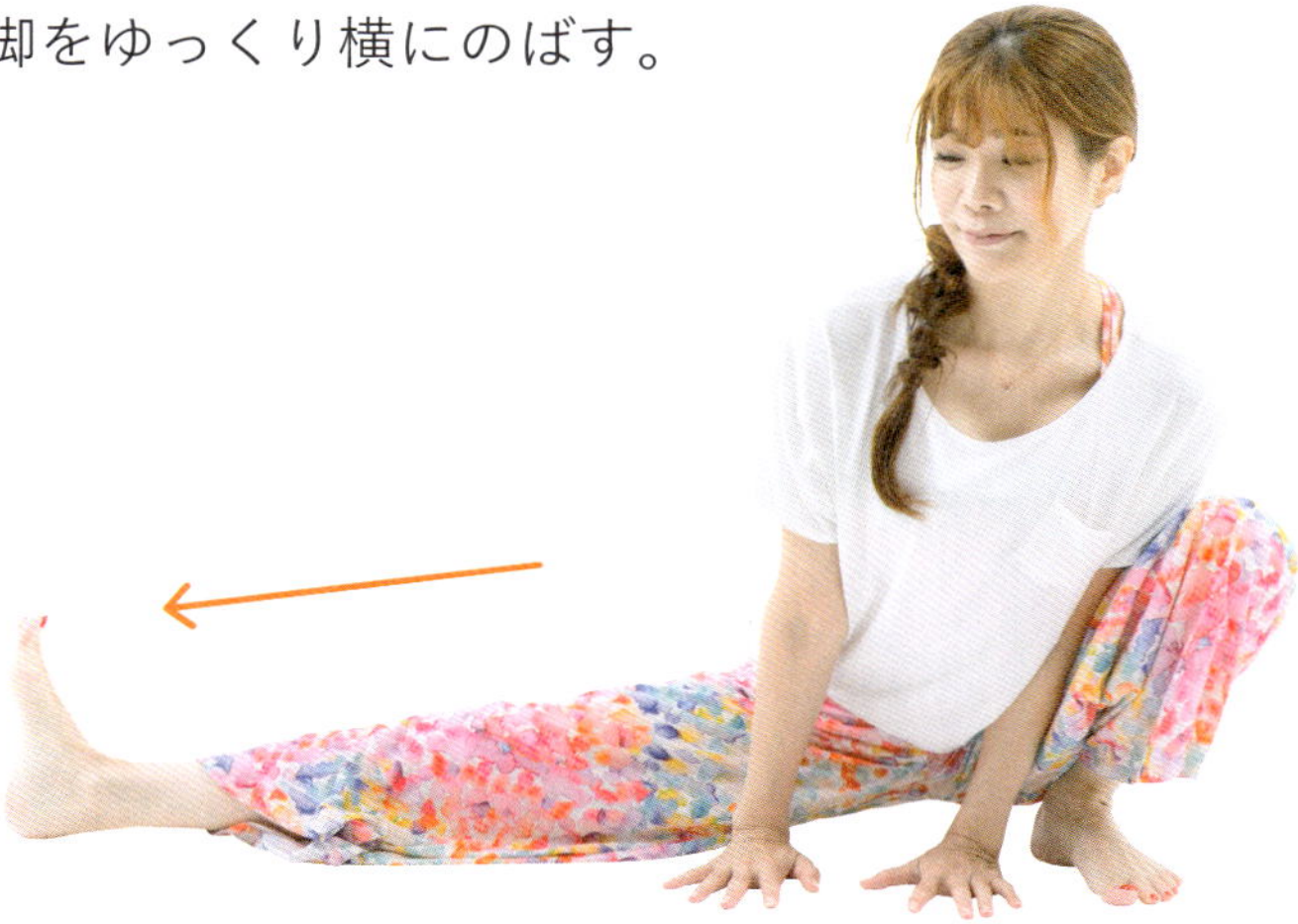

4　左足も同じようにのばす。
左右交互に2回ずつ行う。

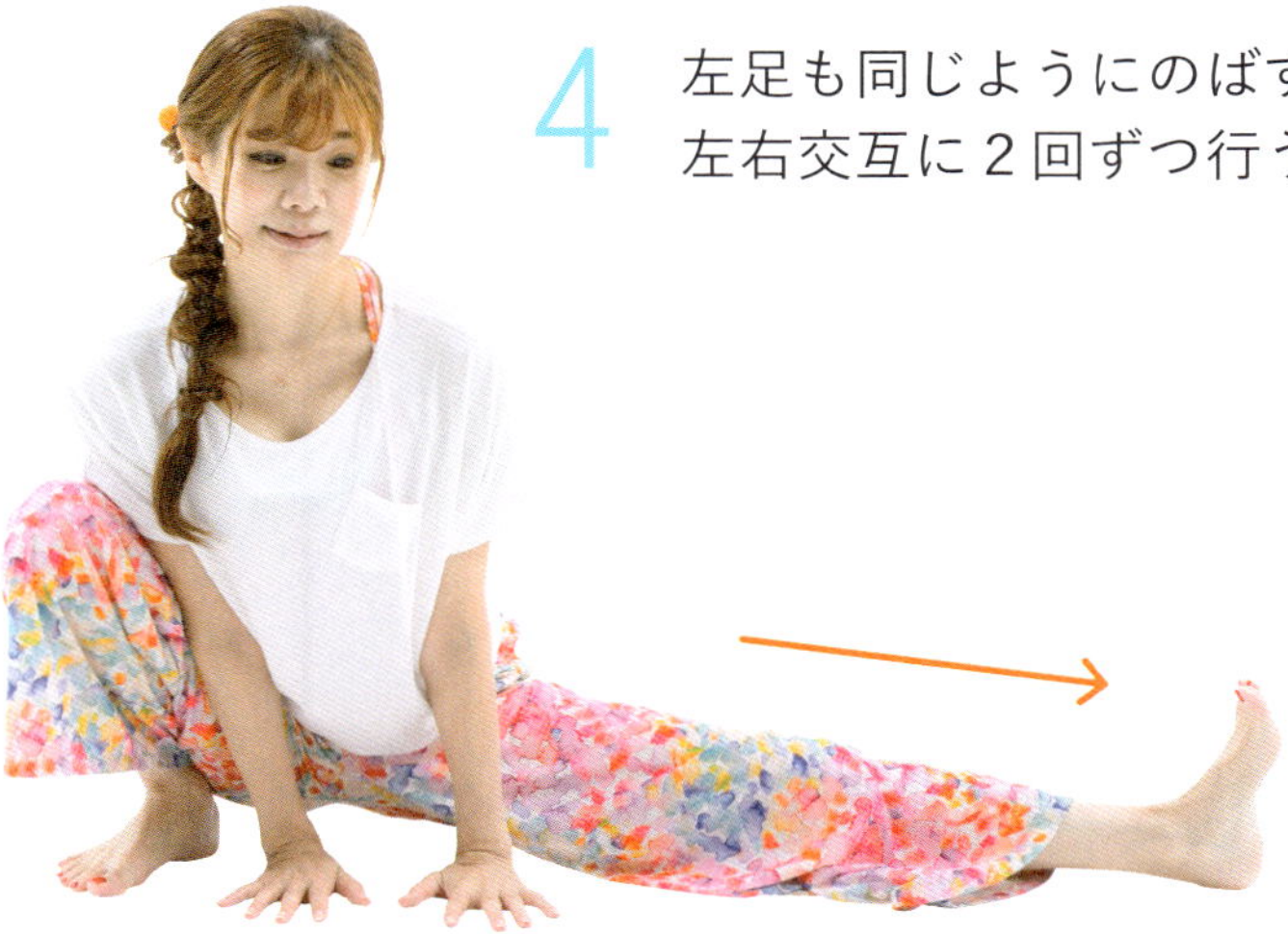

Point

太もも裏のハムストリングスをゆっくりのばそう。

Xの動画はこちら！

体操
30

美脚ストレッチ

太ももほっそり美脚に

1 あぐらをかいて座り、片脚を後ろにのばす。

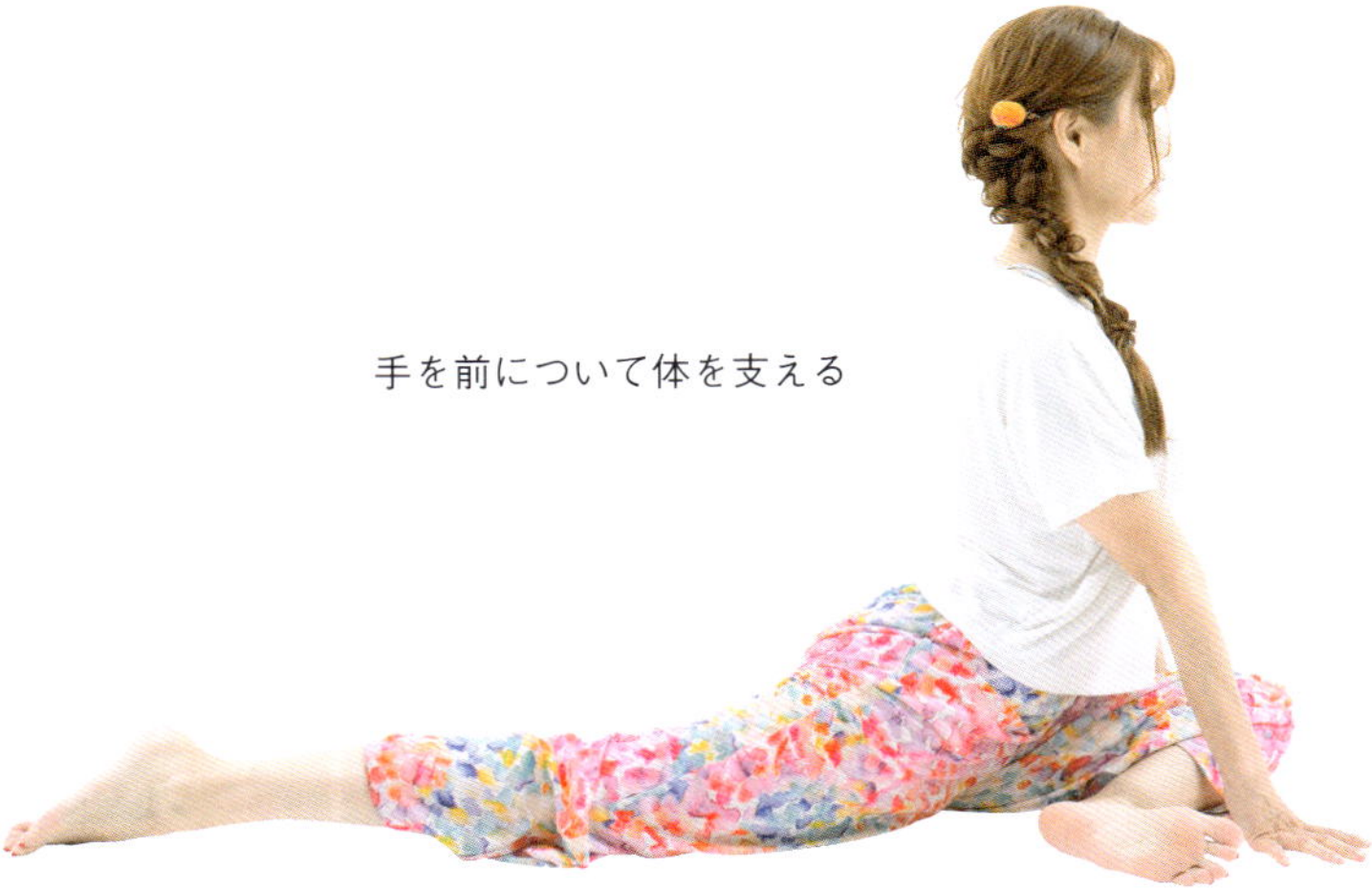

手を前について体を支える

2 体をゆらゆら左右にゆらしてほぐす。

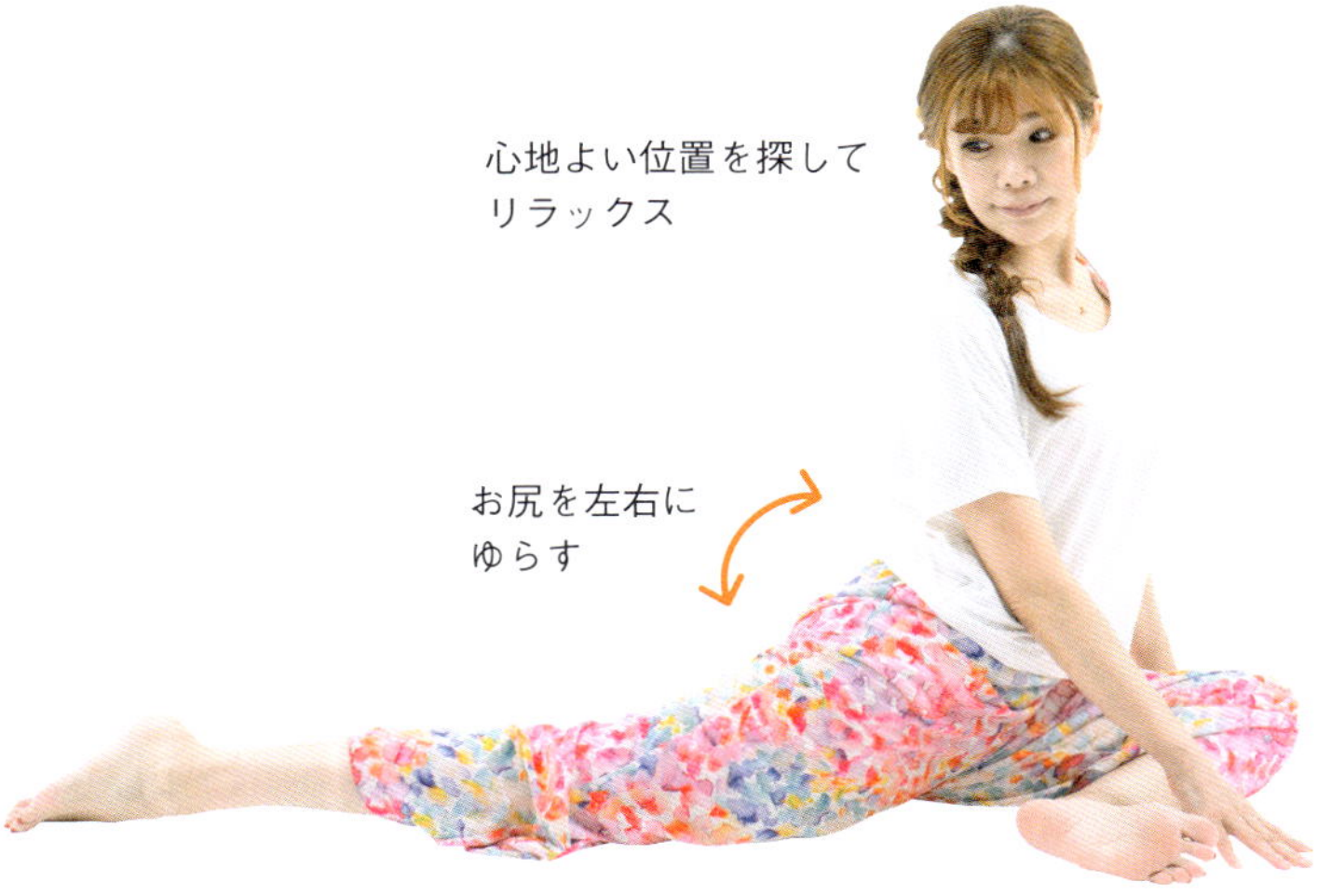

心地よい位置を探して
リラックス

お尻を左右に
ゆらす

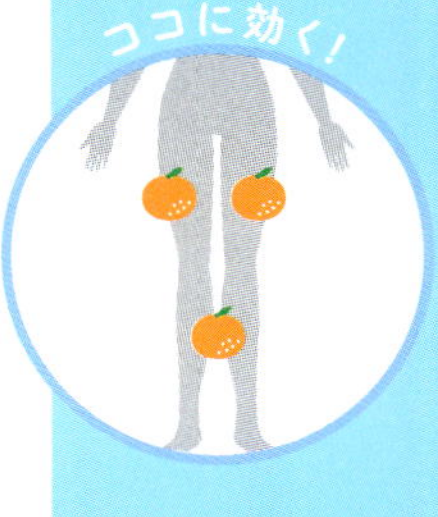

3 ほぐれてきたら足をつかみ、太ももにあてるように曲げる。脚を入れ替えて同じようにする。

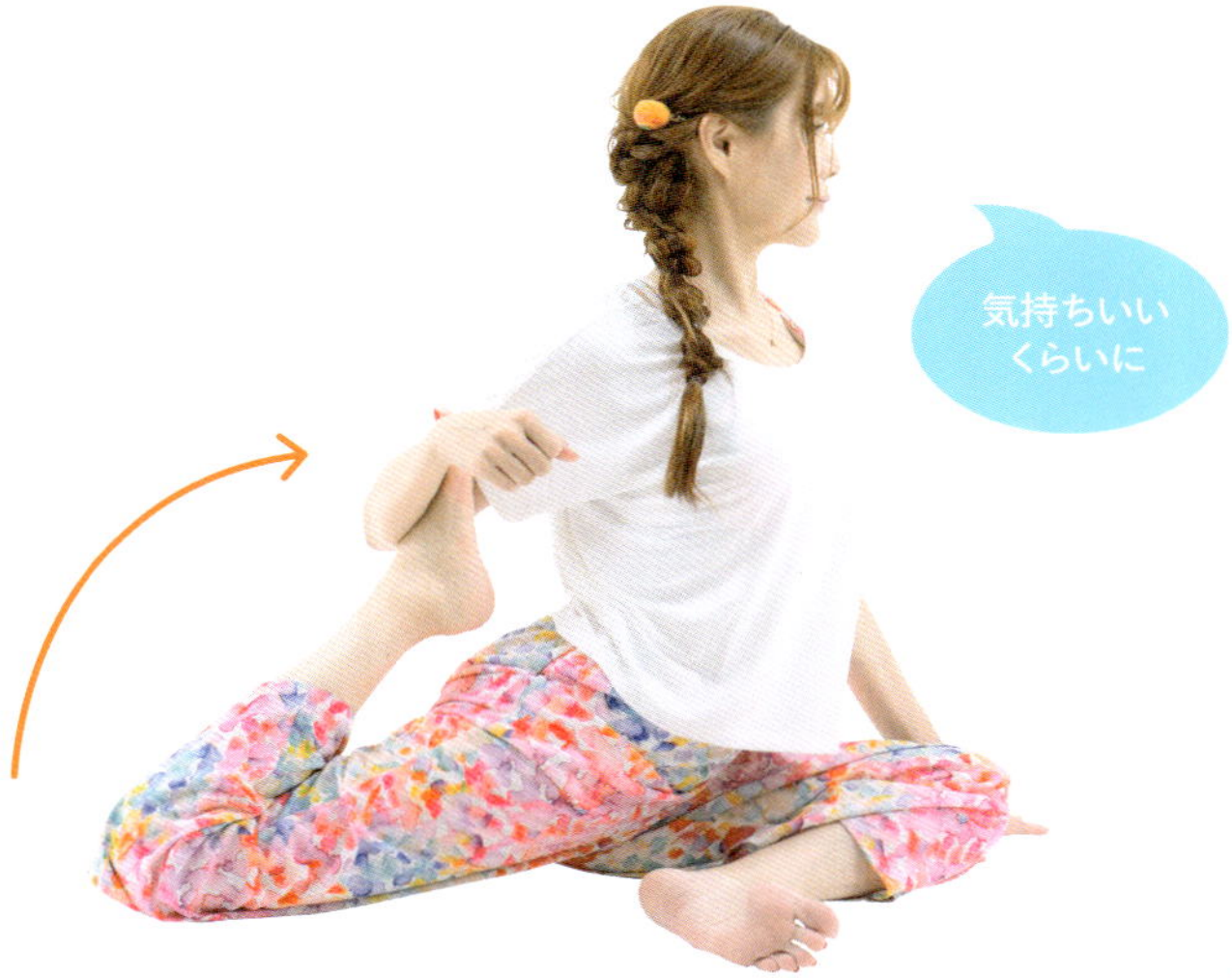

さらにできる人は……

4 足を曲げたまま両手もつかんで、グーンとのび♪

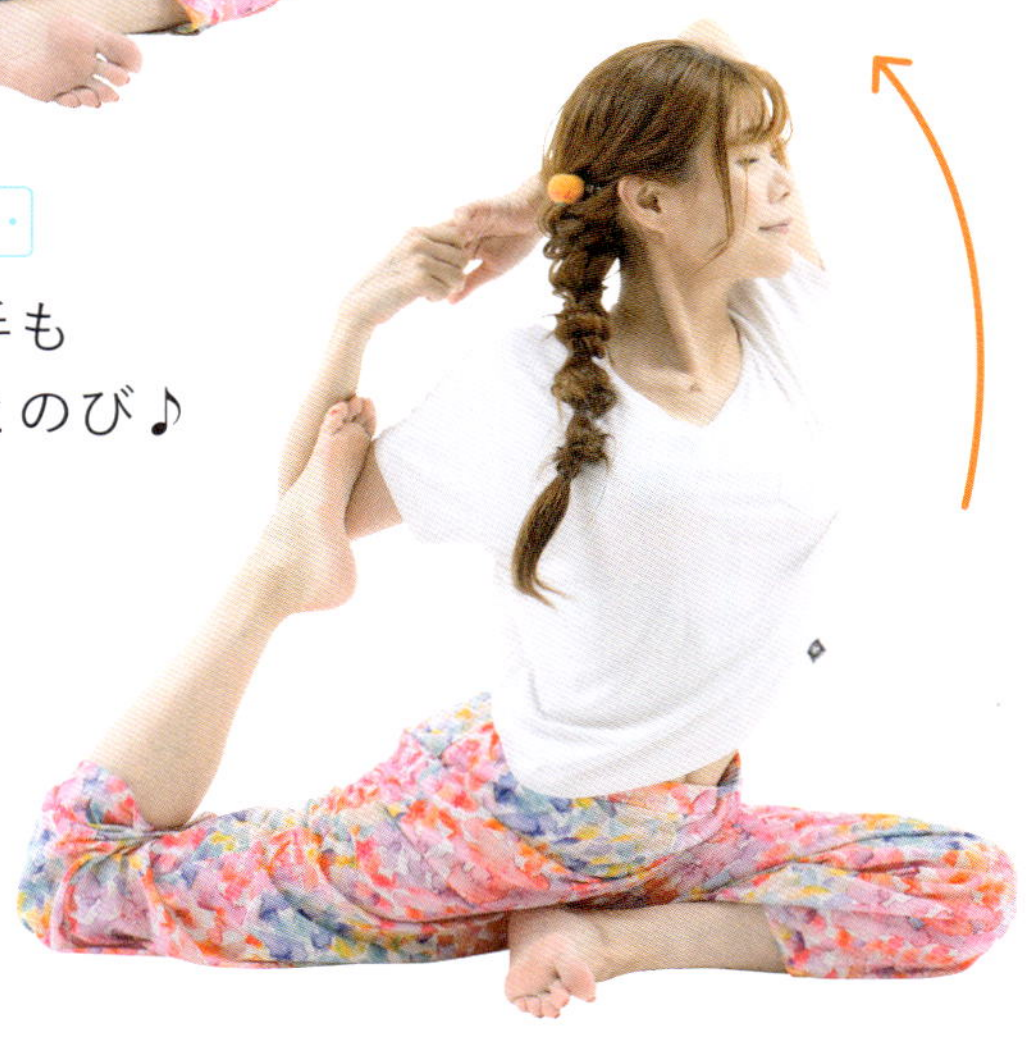

Point

お尻の大殿筋をほぐすことで美尻美脚へ。効いている箇所を意識することがポイント！

体操
31

ダイヤモンドストレッチ

股関節、お尻周りをやわらかくしたい人に

1 あぐらをかくように座り、両足の裏をくっつける。

背すじをまっすぐ
意識

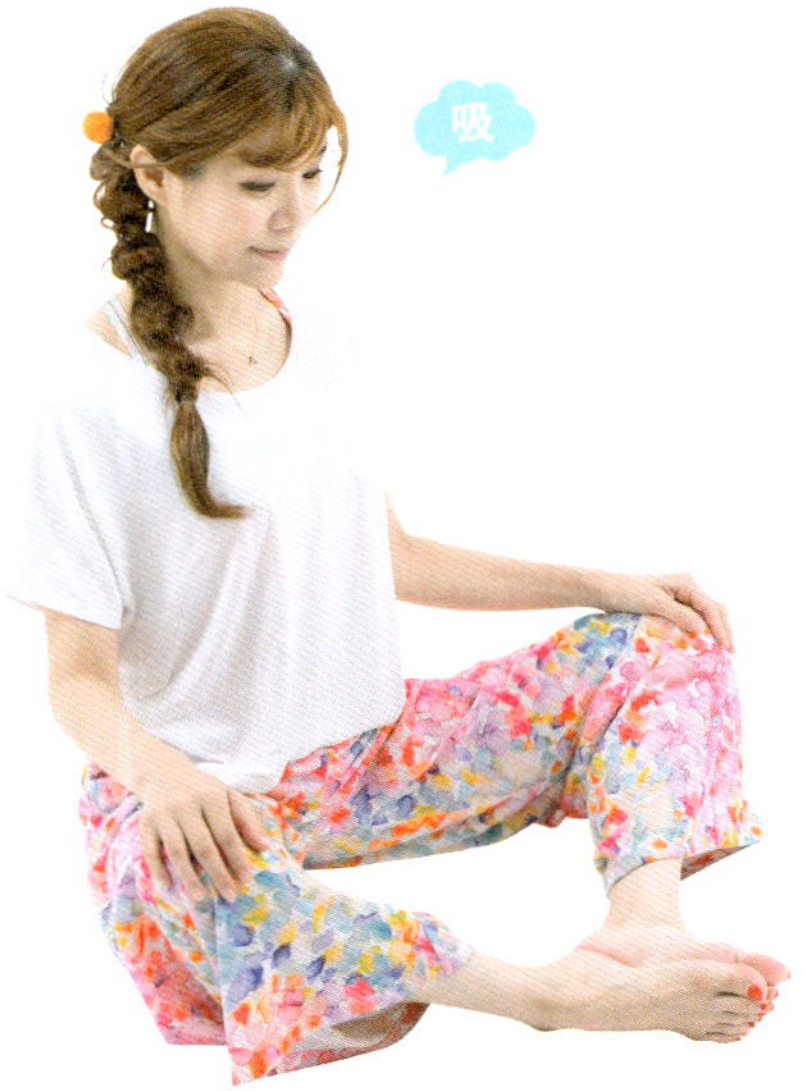

2 両手で足をつかみ、上半身を前に倒してストレッチ。

背すじはのばしたまま

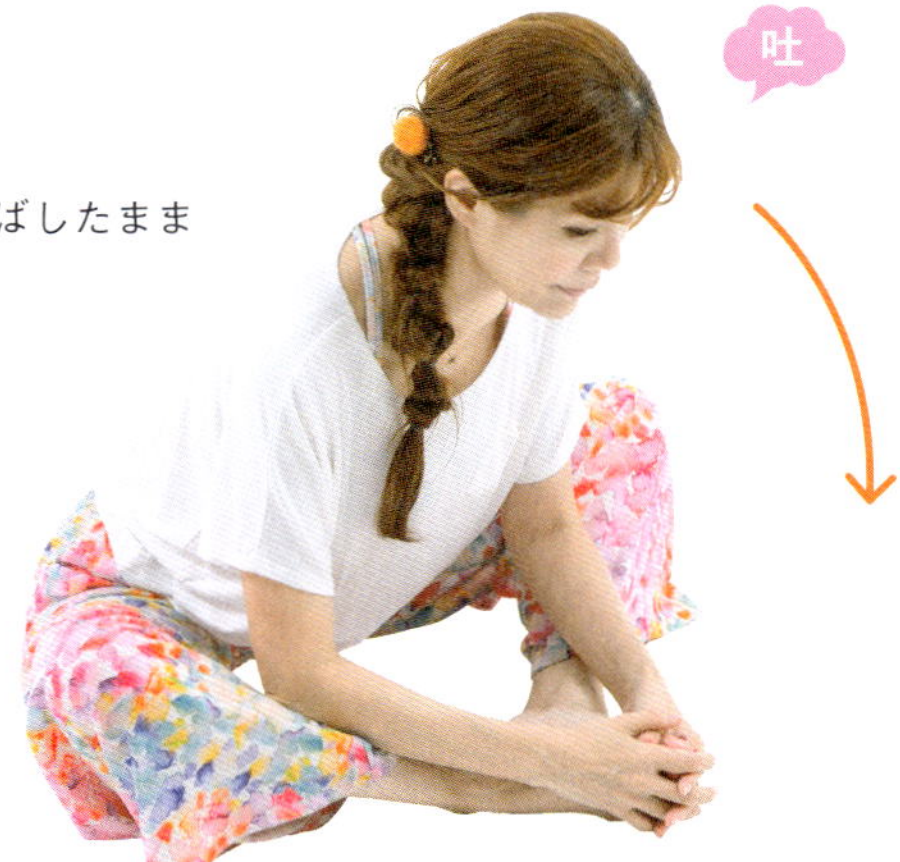

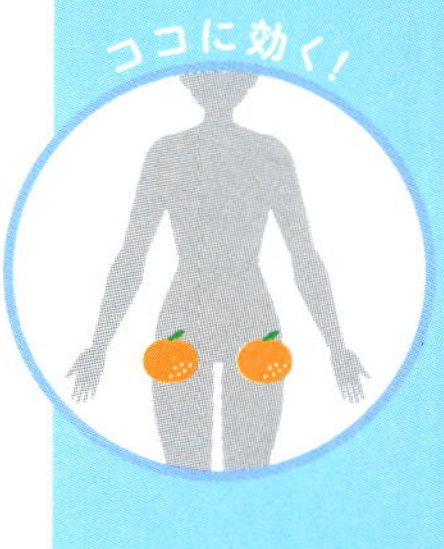

3 元に戻り、両手をひざの下に入れる。

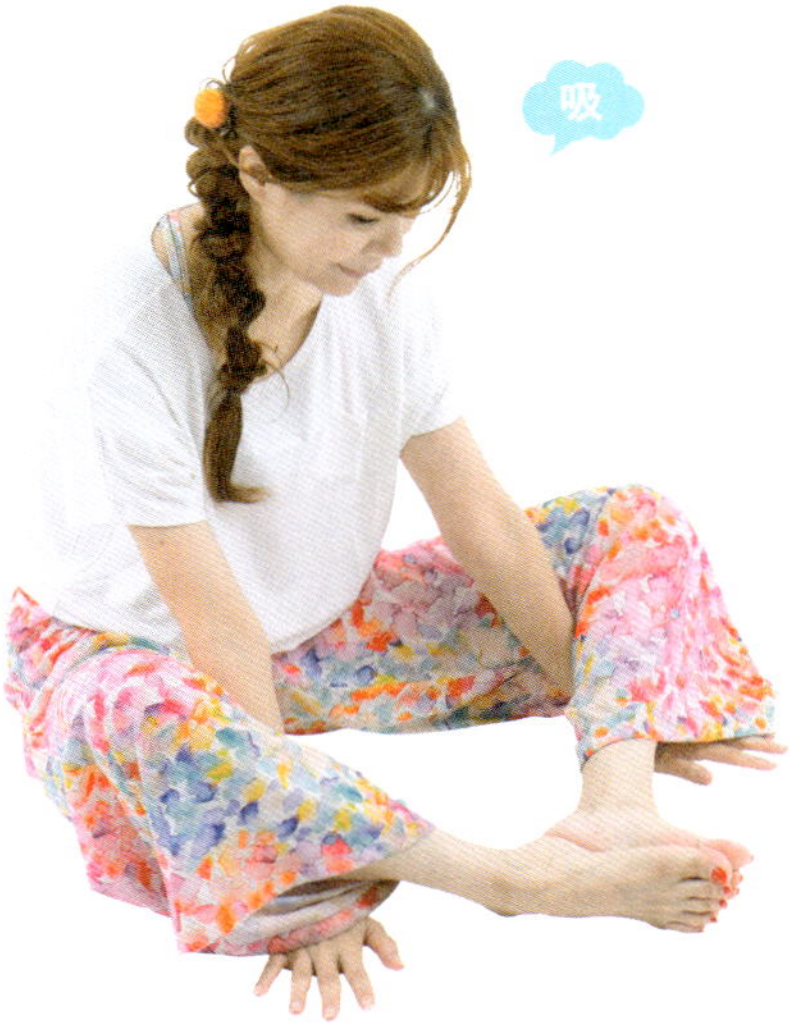

4 そのままつま先を両手で持って、
体を前に倒す。

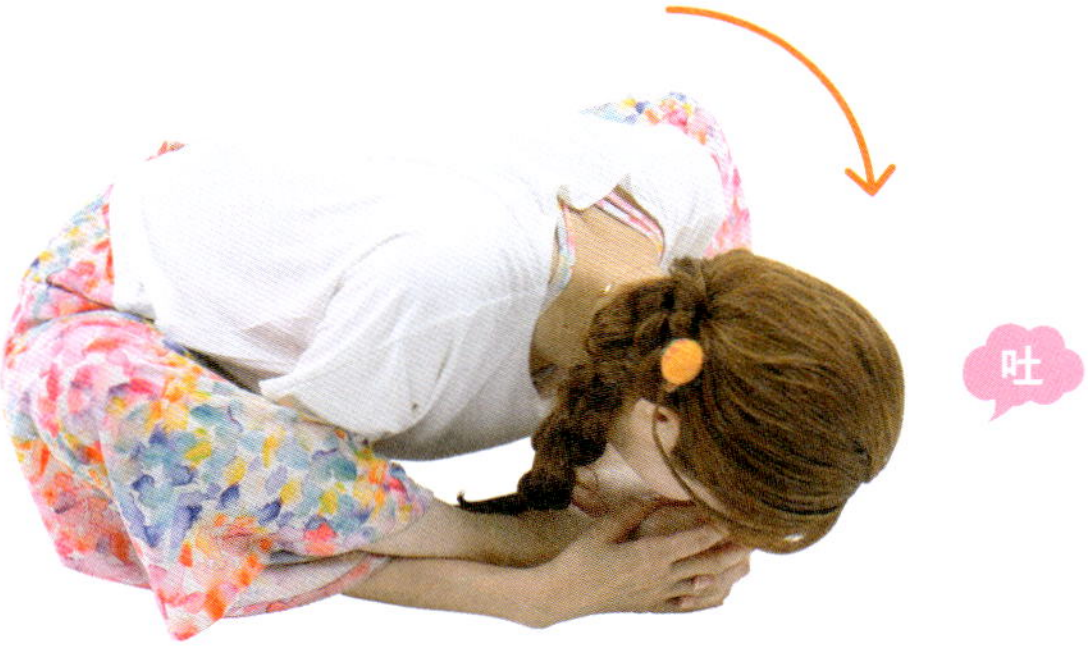

Point

呼吸は止めずに、力を抜いて体の重みで前に倒れよう。
お尻から太ももの裏にかけてののびを感じてみて。

体操32

バンザイ正座

股関節をやわらかくする、脚のむくみ改善に

1 つま先を立てて正座し、
両手をバンザイ。

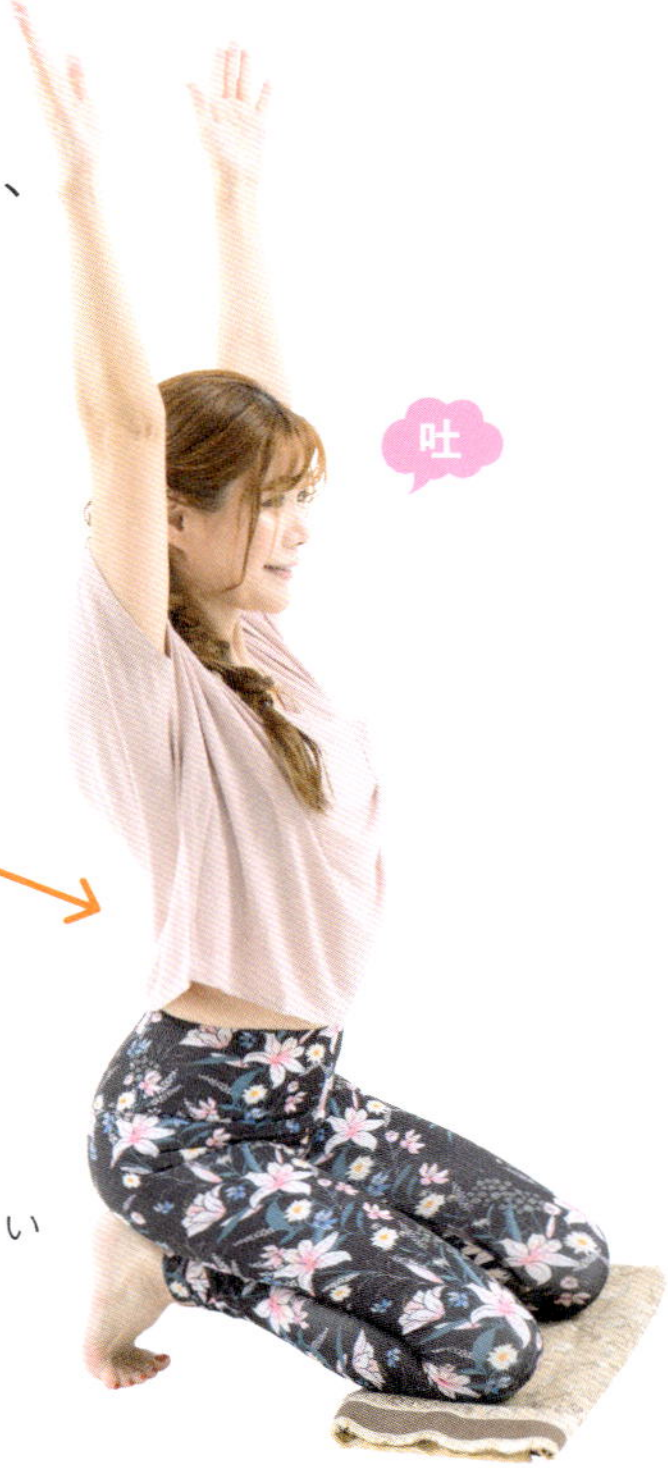
吐
背すじとお腹を
スッとのばす
ひざは肩幅くらい

2 両手を降ろしながら
お尻を持ち上げて……

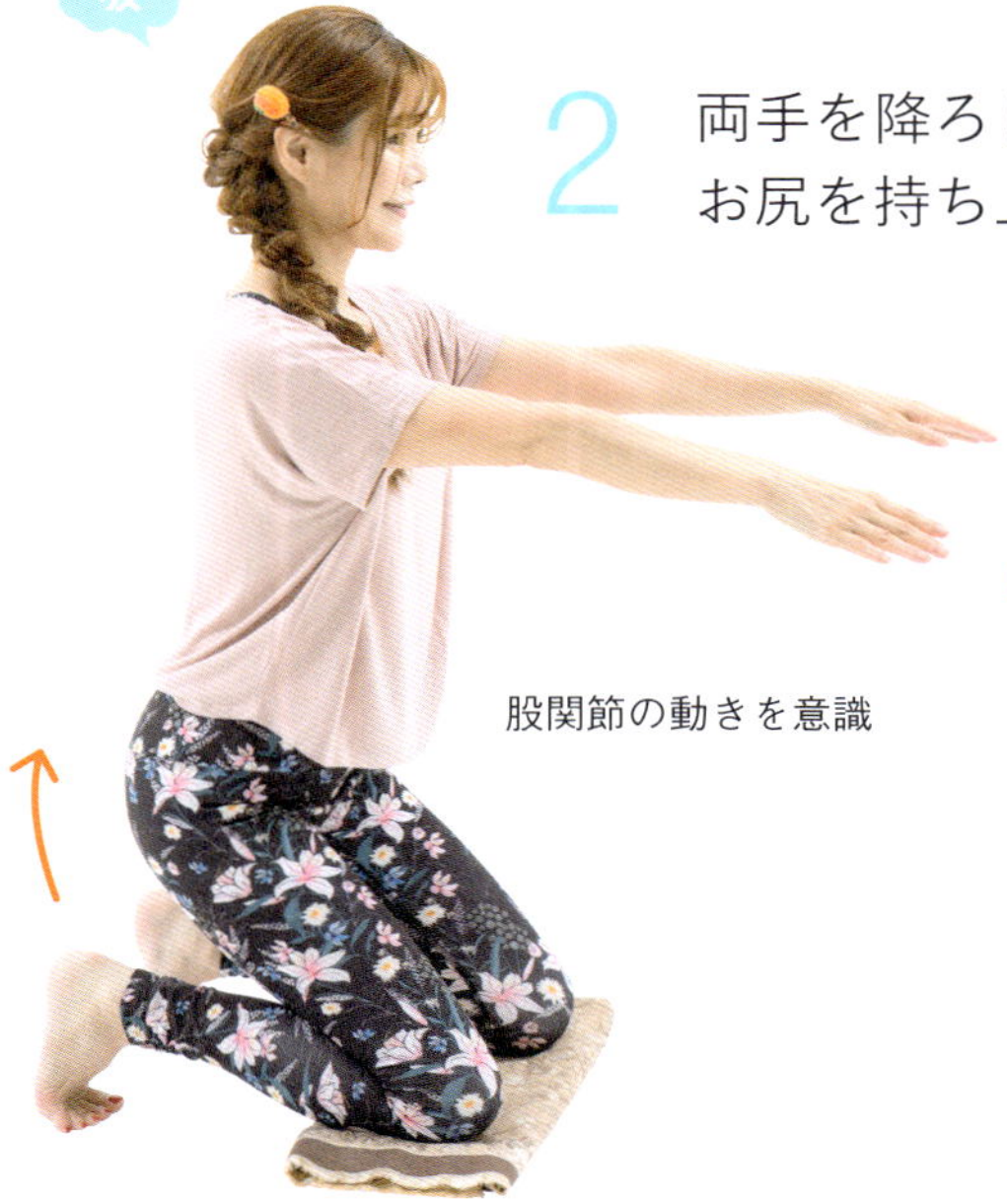
吸
股関節の動きを意識

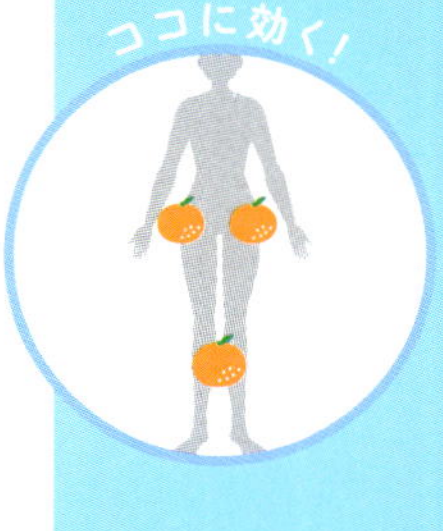
ココに効く!

Xの動画はこちら!

3 お尻の穴をキュッと締めてひざ立ちになる。1～3を繰り返す。

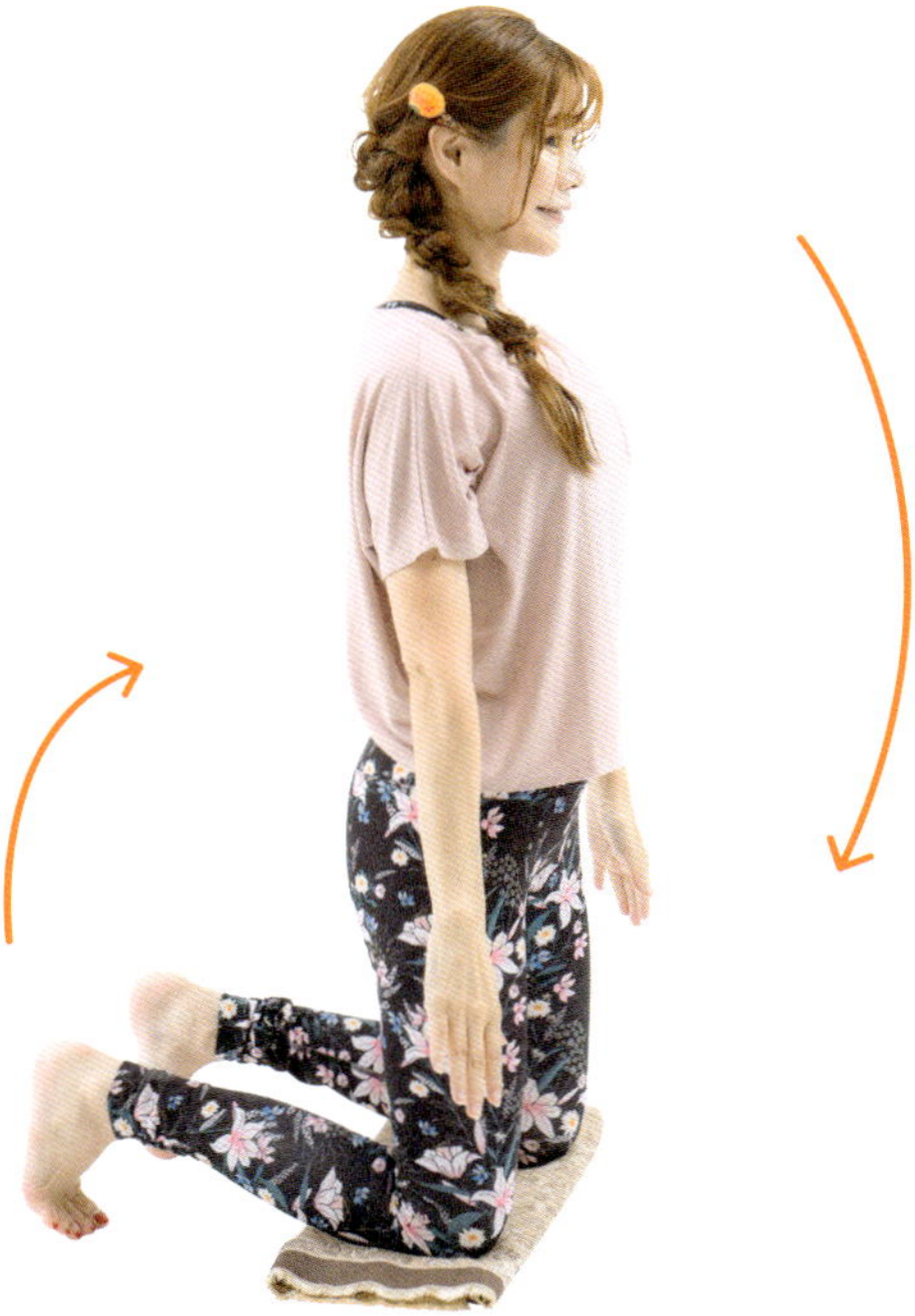

Point

ひざの下にタオルなどを敷くとやりやすいです。

股関節がガチガチの人は、激しい運動よりもまずをこれをゆっくり10回毎日続けて。ただし、筋肉痛のときや、起きてすぐは避けましょう。朝行いたい場合は着替えなどをして少しずつ体を動かしてから。

体操33

猫のばし

尿もれの予防と改善＆フェムケアに

1 手を肩より少し広めに開き、四つんばいになる。

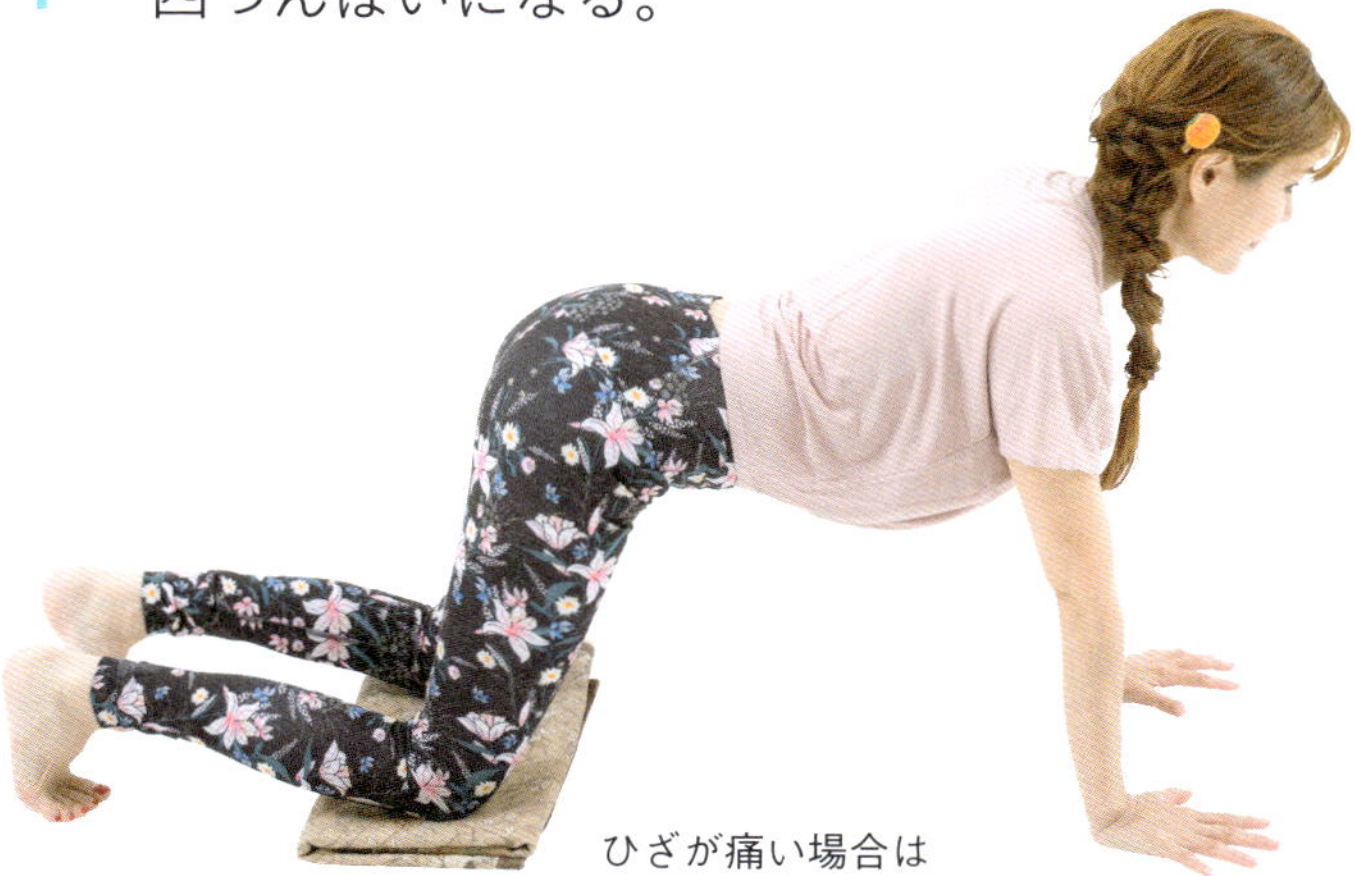

ひざが痛い場合はタオルなどを敷く

2 お尻を後ろにぐーっと引いて脇の下をのばす。

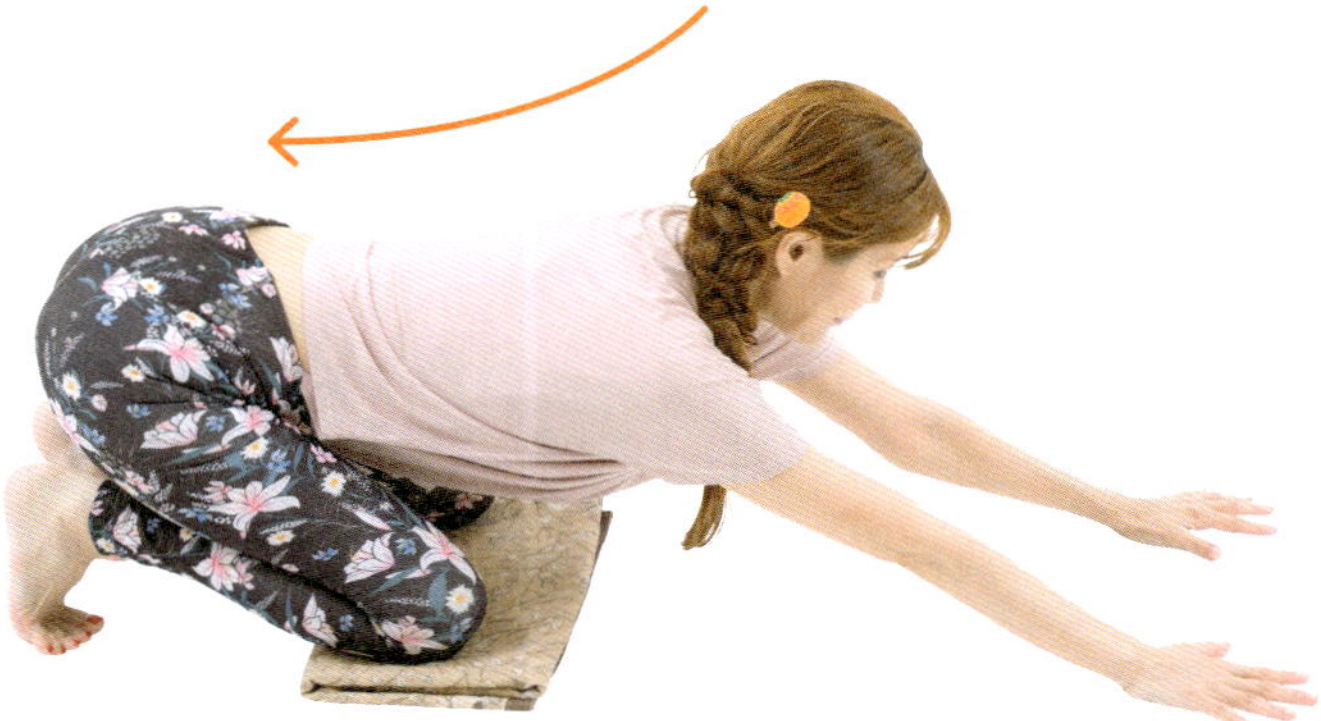

胸を床に近づけるように

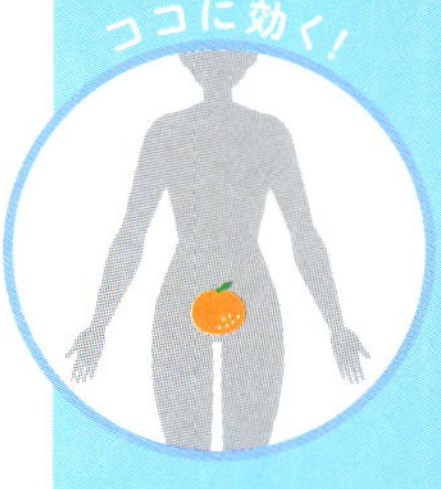

3　四つんばいの姿勢に戻り、息を吐きながら背中を丸める。

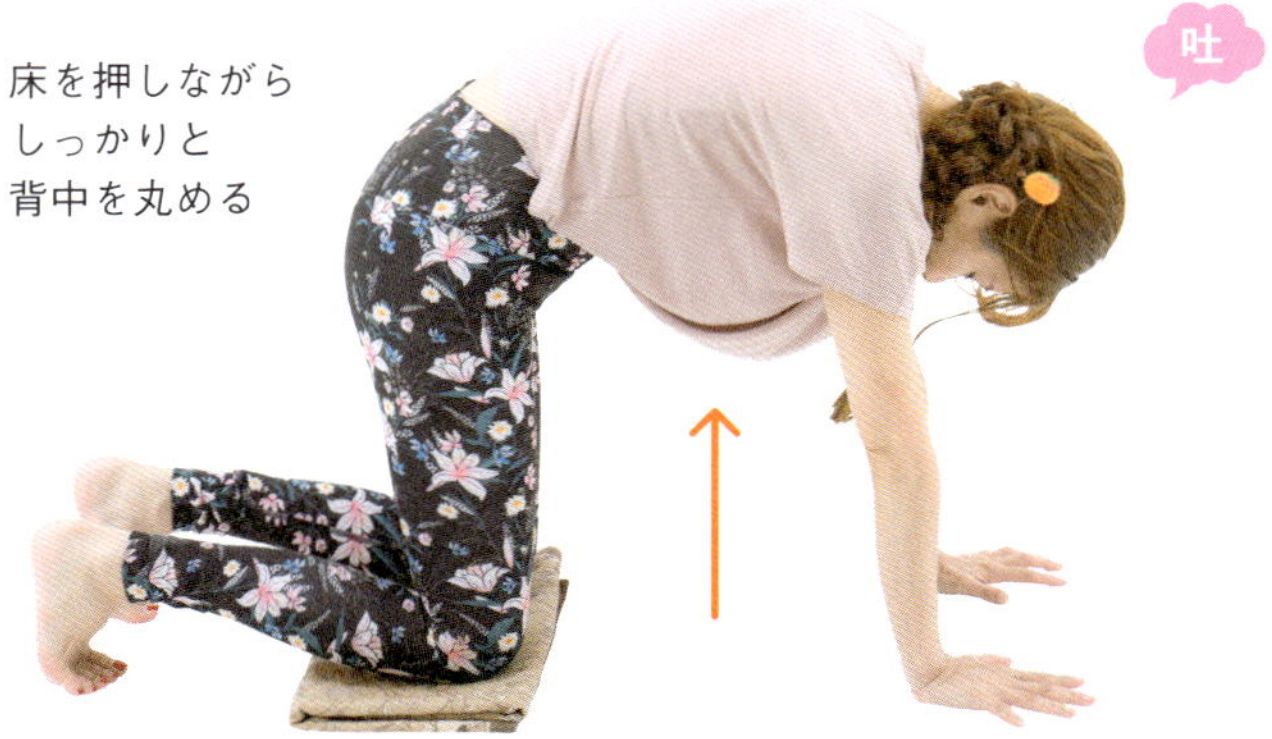
床を押しながら
しっかりと
背中を丸める
吐

4　ゆっくりと吸いながら背中を反る。2から4を繰り返す。

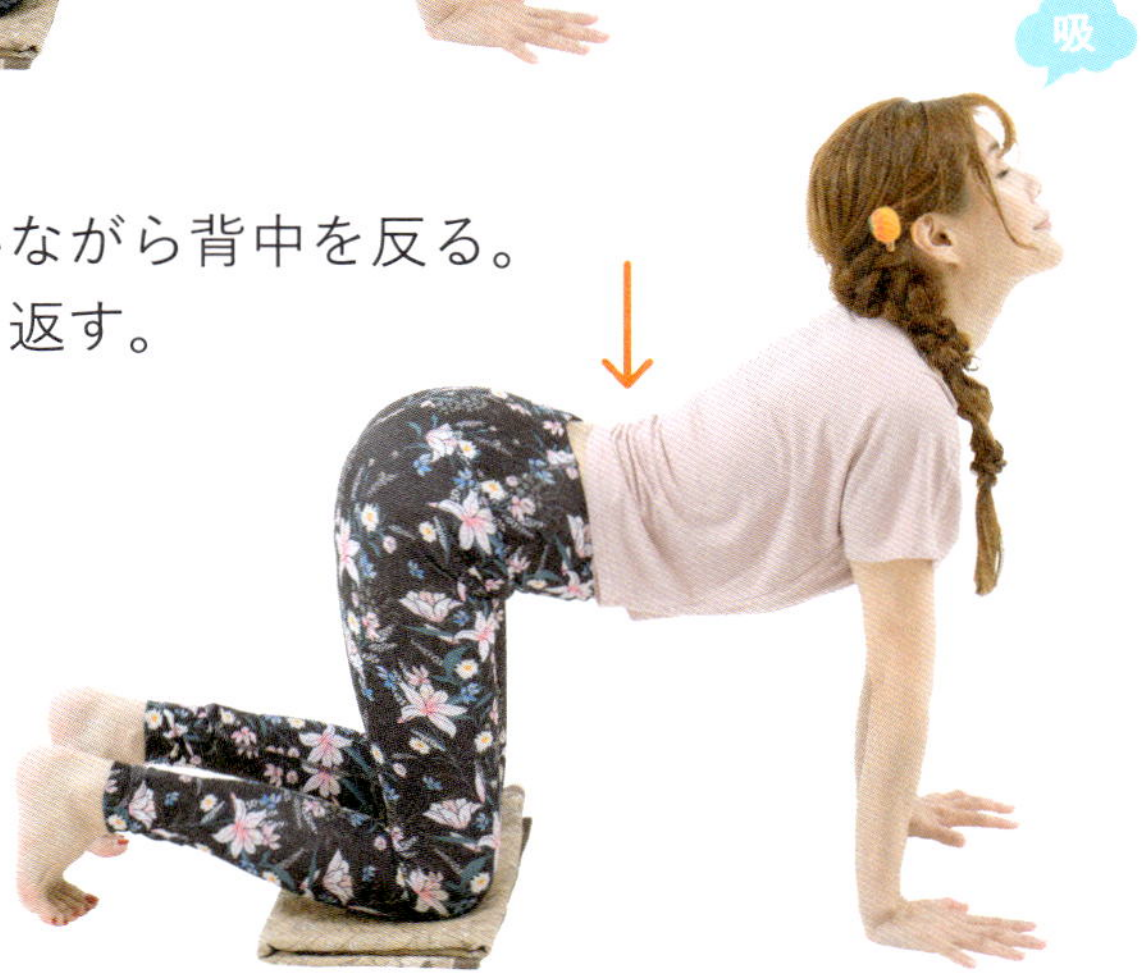
吸

Point

骨盤底筋の引き締めを意識して。

できる人は、4の後に足をグッと太ももに寄せながら上を向いてあごの下をのばすとなおGOOD！

腰が反りすぎないように注意して。

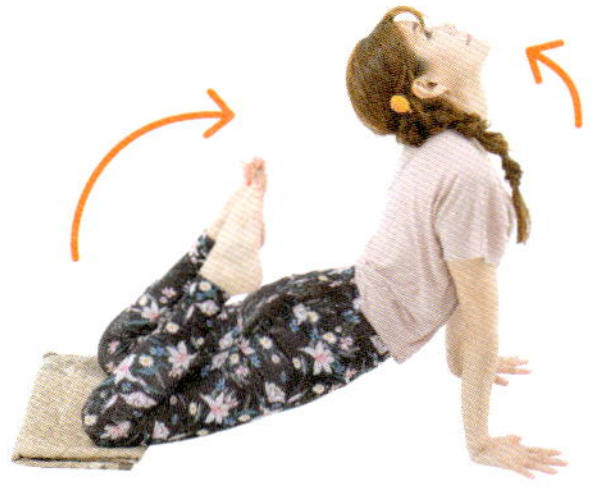

体操34

小顔体操

元気がないときはいつでもできる顔だけ1分体操！

うぃうぃ体操

1 鎖骨に手をおいて上を向き、口をとがらせて「う」「い」の形を繰り返す。

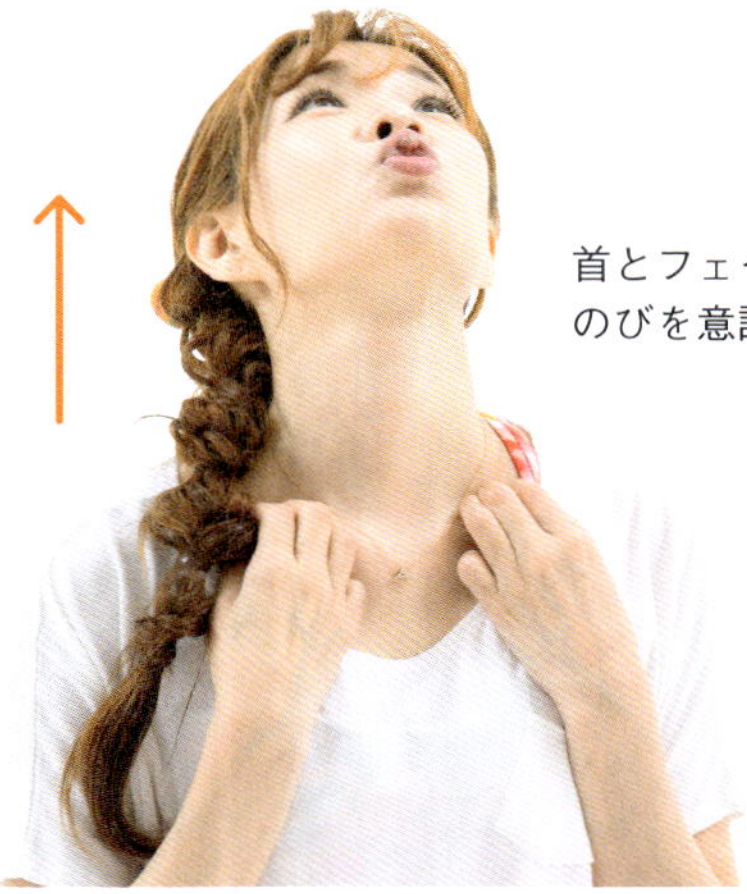

首とフェイスラインののびを意識！

Point

顔全体をすっきり小顔にする体操。
恥ずかしがらずに表情筋を大きく動かすこと！　今日の変顔が明日の私のきれいな顔を作ってくれると思ってね♪

「う？」「い♡」と声に出してもOK♪

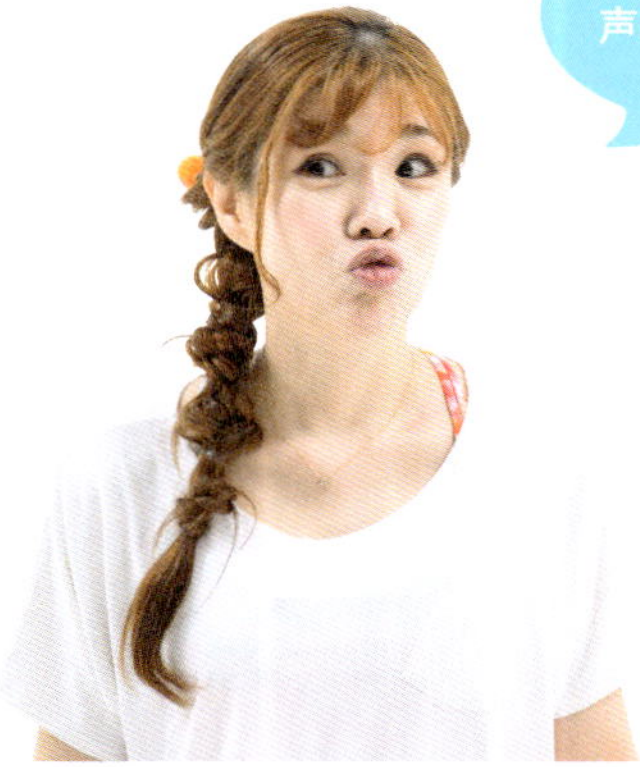

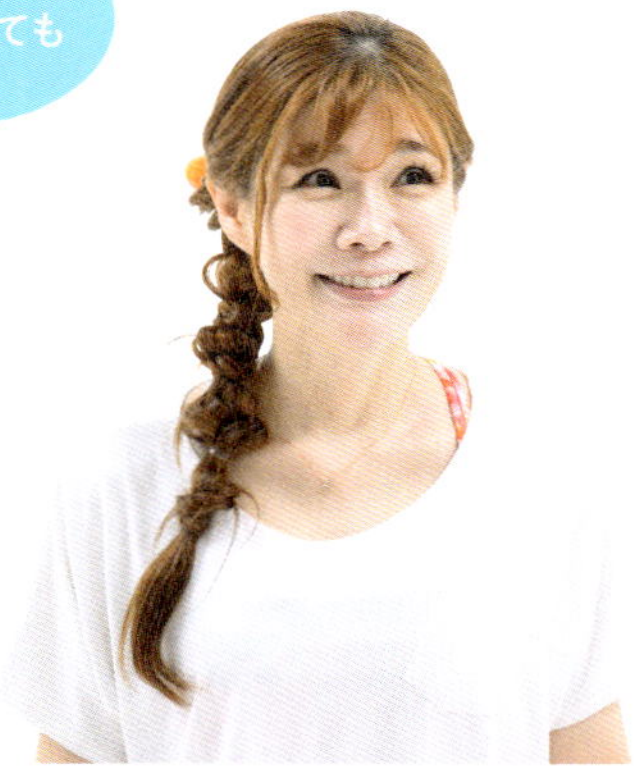

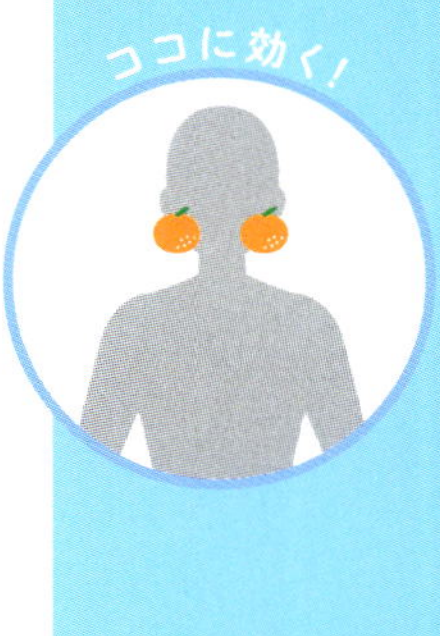

ベロまわし

1 口を閉じ、舌を大きく右に５回まわす。

舌先をなるべく
遠くに通すつもりで

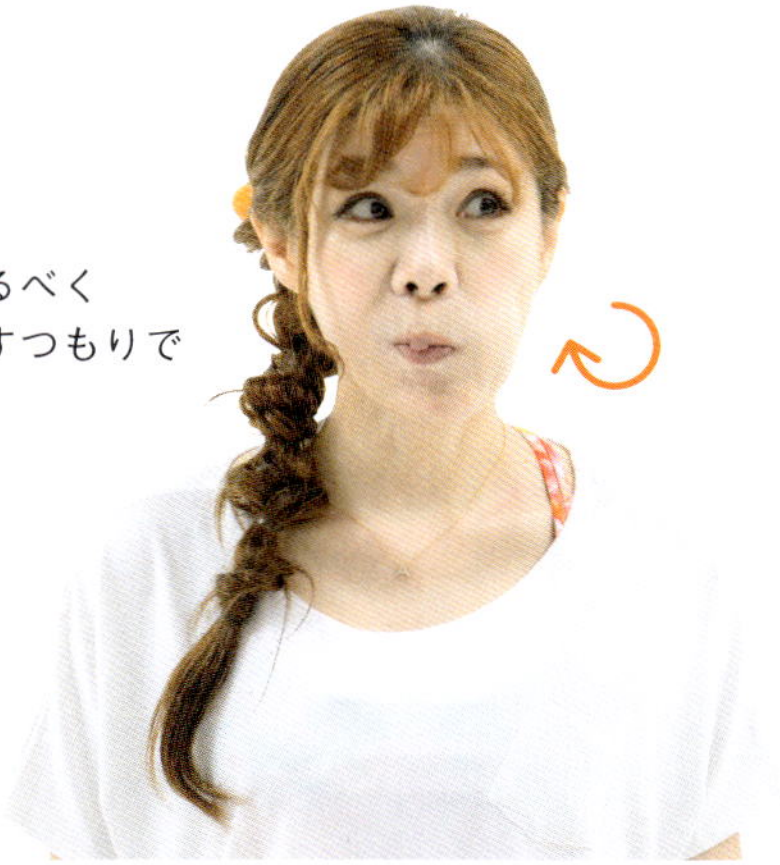

2 左に大きく５回まわす。左右５回ずつ繰り返す。

目も一緒に
動かして！

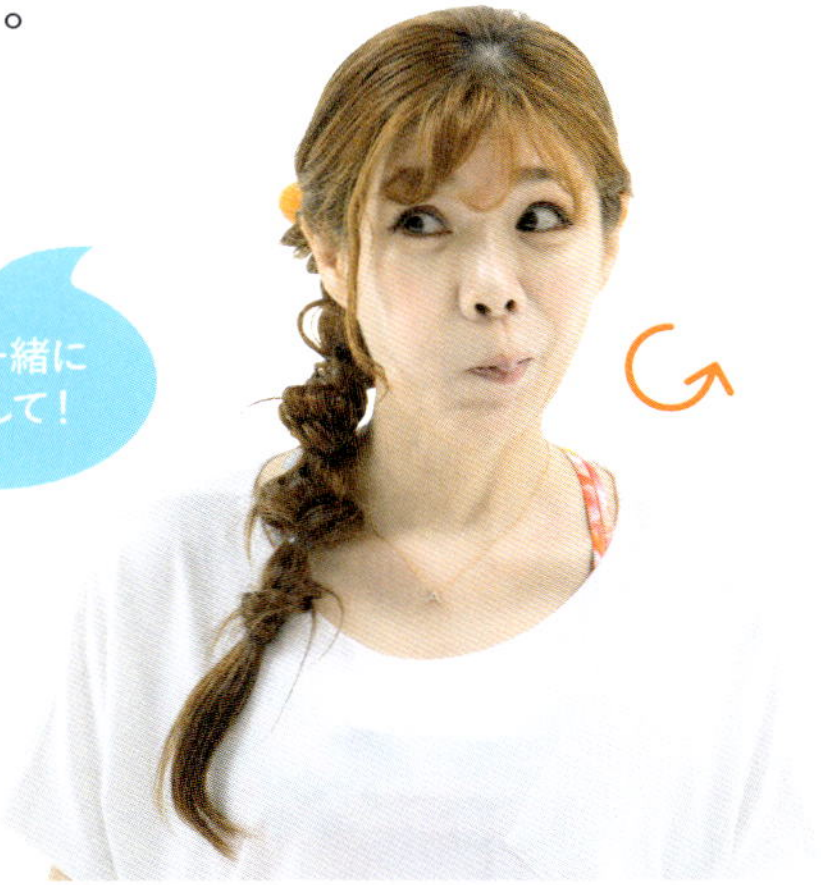

Point

二重あごを解消してすっきりきれいなフェイスラインに。
これも恥ずかしがらずに大きくがポイント！　マスクの下でもできちゃうかも？

コラム ヨガの考え方「陰陽思考」

ヨガの考え方に、**「陰陽思考」**というものがあります。この世に存在する全てのものには、陰と陽が存在するという考え方です。

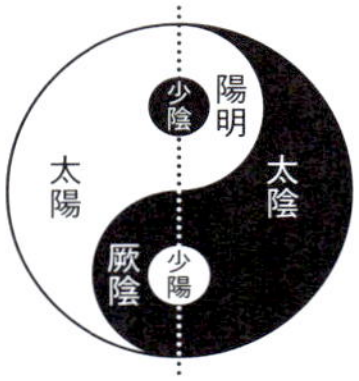

- 女性と男性
- 月と太陽
- 肯定があれば、否定があり
- ポジティブがあれば、ネガティブがあり
- 静があれば、動がある

陰陽の考え方を表すのに有名なのが、二つの勾玉が組み合わさった**「陰陽太極図」**です。この図の曲線は、陰か陽か両極にハッキリと分かれるのではなく、陰寄りの陽、陽寄りの陰があったりするということを象徴しています。

また、それぞれの勾玉の中には反対色の小さな丸があります。陽の中にも陰があるし、陰の中にも陽があるのです。つまり、完全に陽だけ、陰だけというのはありえないということを示しているそうです。

陰陽を**「剛柔」**ともいいます。剛は強くて硬いこと。柔は柔らかいこと。強くて硬いほうが柔らかいほうより勝つかと言えば、そうではなく「柔よく剛を制す」とも言います。

つまり、どちらがより優れているとかではなく、**2つの対立的な要素でこの世は成り立っている**のです。

周りから「いつも楽しそうですね」「運がいいですね」「人間パワースポットですね」とよく言われるように、「陽」のイメージが強い私ですが、人間なのでいろいろな出来事があります。活発に動きまわる裏ではしっかりと休んでいますし、休むためには、頭を使ったり知恵を使ったりしています。

一見「最悪！」と思うことが起きても、その裏側には良い側面もあるかもしれないし、時間が経ってから「あの出来事があったからこそ」と感じられることがあるかもしれません。

何ごとにも、陰と陽の2つの面があることを意識してみてくださいね。

Part 4

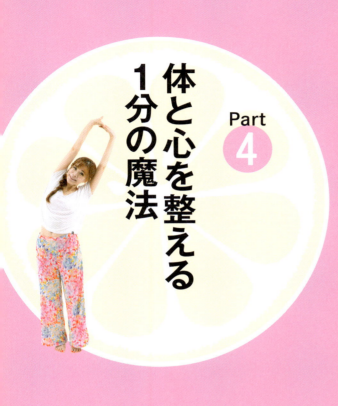

体と心を整える1分の魔法

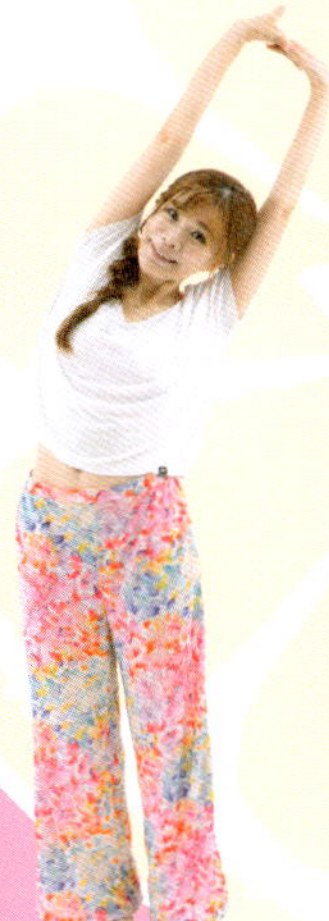

体と心を整える1分の魔法

私は普段「あゆみかん1分体操で世界に幸せを広めるプロジェクト」として活動していますが、体操に限らず、「1分の力」ははかりしれないものがあります。

たった1分でも、「する」と「しない」では、0と1、0と10、20、もしかしたらそれ以上の大きな差があります。

そのたった1分を3日、5日と続けていけば、その積み重ねはもっと大きなものに。

普段の日々をただ過ごしていると時間はあっという間に過ぎていきますが、何かに意識を集中する「1分」は意外と長いものです。

1分間ていねいに歯を磨く、自分をいたわってスキンケアをする、疲れた肩をマッサージする、嫌なことを忘れて気持ちを落ち着ける、今日あった良いことに感謝する……。

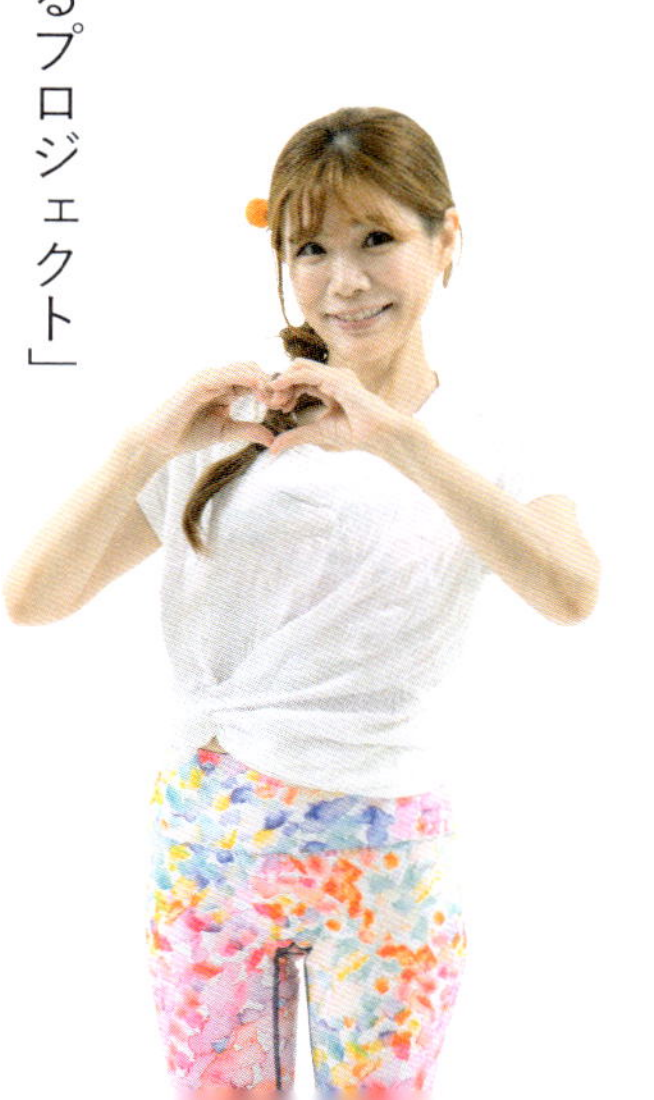

自分のために使う1分間って、実は結構贅沢な時間なんです。

1分体操は体を健やかにし、心を整え前向きに人生を動かしていくものですが、それ以外にも1分でできることはたくさんあります。

ここでは、私がセルフラブのために普段よく行うことで、簡単にできるものを紹介します。朝起きたときや夜寝る前、仕事の合間やちょっと時間があいたときなど、ぜひ試してみてください。

そうして毎日の中に自分のために良いことをする1分間を少しずつ増やしていって、あなたの人生がもっと輝いていくことを心から願っています。

1分体操だけじゃない！
素敵な日々を過ごすために私が
毎日しているコツ、お伝えします。

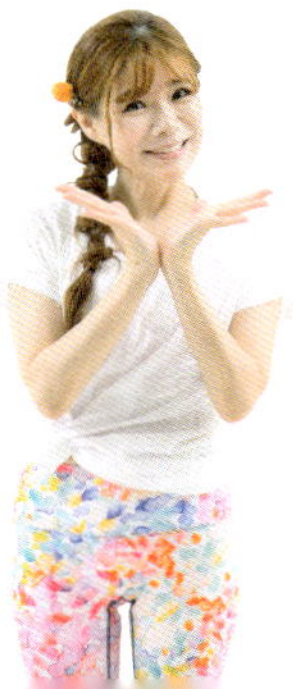

朝1分の感謝のアファメーション

朝におすすめの習慣があります。それは「**感謝のアファメーション**」です。アファメーションとは、自分自身にポジティブな言葉をかけて、不安やネガティブな感情を前向きな気持ちに変えたり、行動しやすくするための宣言をすることです。

スポーツ選手なども、大事な試合前は「私は大丈夫、絶対にやれる」「私はできる」とアファメーションをするそうです。

頭の中でいい状態をイメージしながら声に出すことで、自分がその通りになれるイメージが実現しやすくなるという、自己暗示のようなものです。これを、私は自分の身の回りのすべてに対しての感謝の言葉にしてアファメーションを行っています。

①自分自身に感謝します。自分という存在が今ここにあることに、ただ感謝します。

②自分の五感に感謝します。見えること、聞こえること、味わえるこ

と、嗅げること、触れられること、感じられることに感謝します。
③家族一人ひとりに感謝します。
④ご先祖様に感謝します。これまで命をつなげてくださった自分のルーツに、いつも見守ってくれていることに感謝します。
⑤自分の住んでいる土地に感謝します。私たちが暮らすことができる大地に、地球に感謝します。
⑥嫌いな人、自分にとって目の上のたんこぶのように感じる人に対しても感謝します。嫌なことを言う人、どうしても意見が合わない人にも感謝を向けてみてください。特にそういう人がいなければ、無理に探す必要はありません。

頭の中で唱えるのではなく、声に出すことが大切です。私はいつも「生きとし生けるものすべてが幸せでありますように」と願い、瞑想の最後に唱えています。

感謝のアファメーションはとてもパワフルなうえに、血圧や心臓の鼓動も落ち着いて内側から体中に幸せが広がるのを感じます。ぜひ試してみてください。

1分で食べるエネルギーチャージ

体を動かすこと、心を整えることと同じくらい、**食べ物は大切**だと思っています。コスパの良さや、栄養バランスで食べ物を選ぶのもいいですが、私はぜひ、食品そのものが持っているエネルギーに注目して選ぶという視点も取り入れてほしいなと思います。

特に、私たちにとってのエネルギーとなるのは、日本古来のもの。長い年月をかけて私たちの生きる現代にまで伝わってきた食べ物は、やはりそれだけのパワーを秘めていると感じます。

私が愛用しているのは、有機の粉末茶、摘み草茶、はちみつ、ミネラルをたっぷり含んだ塩、ドライ納豆、干し梅、松の葉のふりかけなどです。どれも生産されている方の愛がこもったものばかりで、私もその愛やエネルギーを感じながらいただいています。

エネルギーの高い食べ物を選ぶ基準は、**人が丹精込めて作っているもの、有機・無農薬のもの、土地ならではのもの**などです。どこかへ行ったときは、その土地ならではのものを食べることで、その場所のエネルギーを体に取り込むことができます。

私は千葉で育ったので、人に会うときはよく千葉県名産の落花生を使った和菓子を手土産にしています。その土地に馴染みがあるものをプレゼントすることで、土地の神様が喜んでくれます。最近は、蒲田の和菓子屋さんのどら焼きがとても体にやさしい味でお気に入りです。

とはいえ、自分が好きなものや、家族や仲間とリラックスして食べることも大切にして、食事を楽しんでくださいね。それが一番消化にも体にも良いのです。

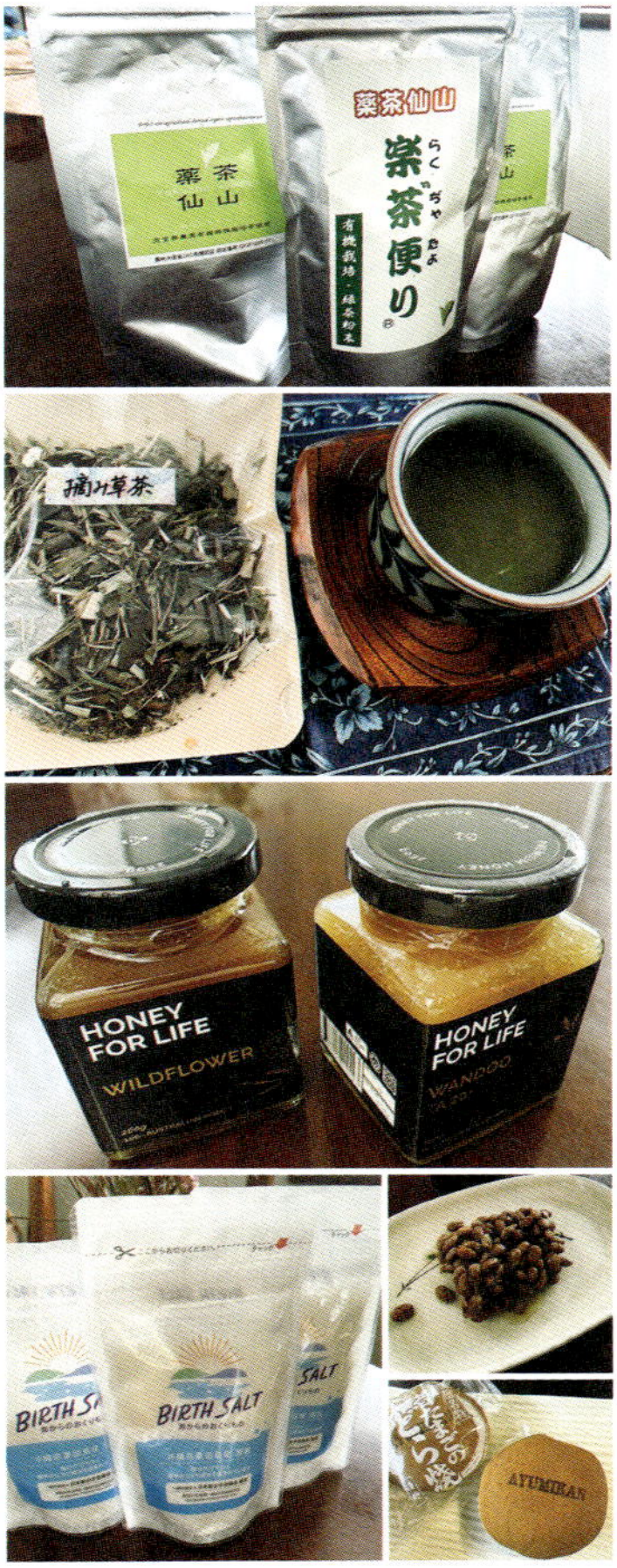

どこでもできる1分ムドラー

わざわざ時間や場所をとったり、着替えをしたりしなくても、いつでもどこでもできておすすめなのが**ムドラー**です。

ムドラーは**手印**（**印相**）という、手や指で形を作るシンボル、ジェスチャーのことです。手の指それぞれに意味があり、エネルギーをコントロールすることができます。指を使って形を作ることで、瞑想を深め、プラーナ（生命エネルギー）を巡らせます。

親指は**ブラフマン**（神・宇宙）、人差し指は**アートマン**（自我）、中指は**サットヴァ**（調和）、薬指は**ラジャス**（活動的・情熱）、小指は**タマス**（動きのない・怠惰）を表します。

私は瞑想をするときだけではなく、移動中や、人と会うときにもこのムドラーを意識しています。

ここでは4つのムドラーを紹介します。背すじをのばしてあぐらで座り、両手を膝の上においてリラックスした状態で行うのが理想ですが、そうでなくても大丈夫。気になるものを試してみてくださいね。

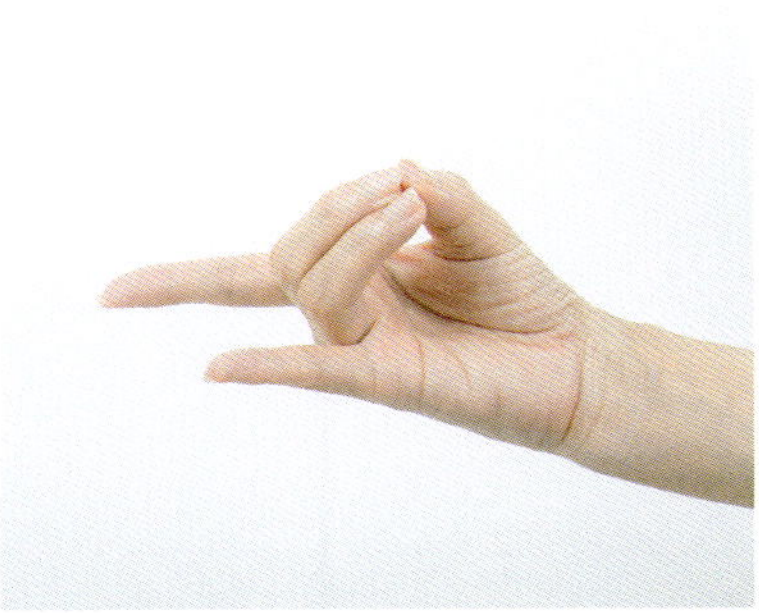

アパーナ・ムドラー
エネルギーのバランスを整える。ソワソワしたり、胃の調子が悪いときに。

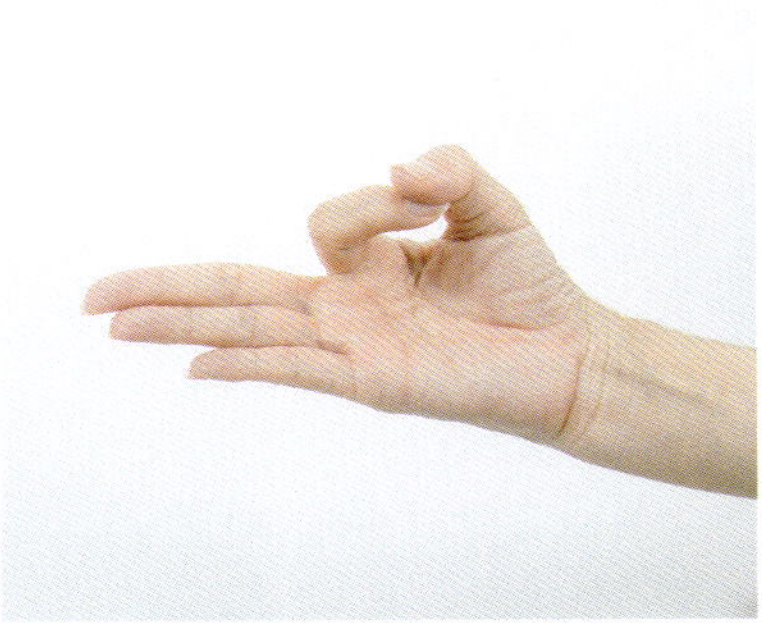

チン・ムドラー
自分と宇宙をつなげるムドラー。
集中力を高め、精神安定に。

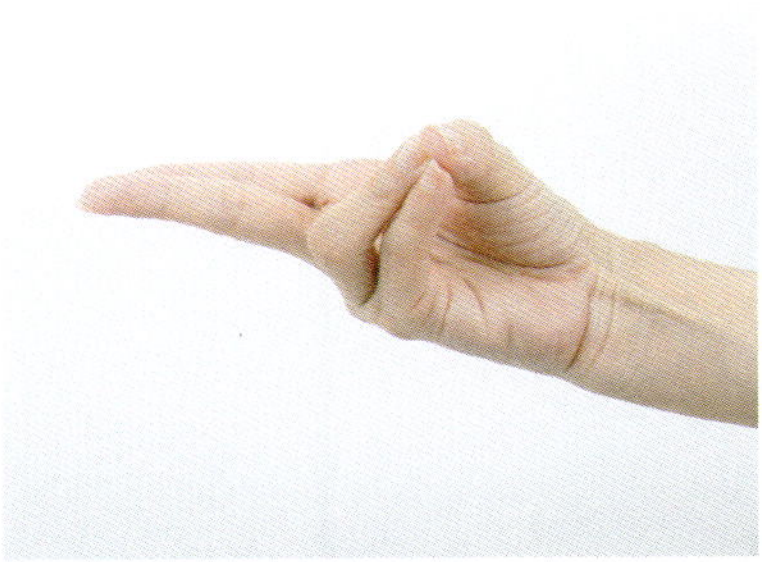

プラーナ・ムドラー
生命のムドラー。心身のバランスを整える。人混みや緊張する場面にも。

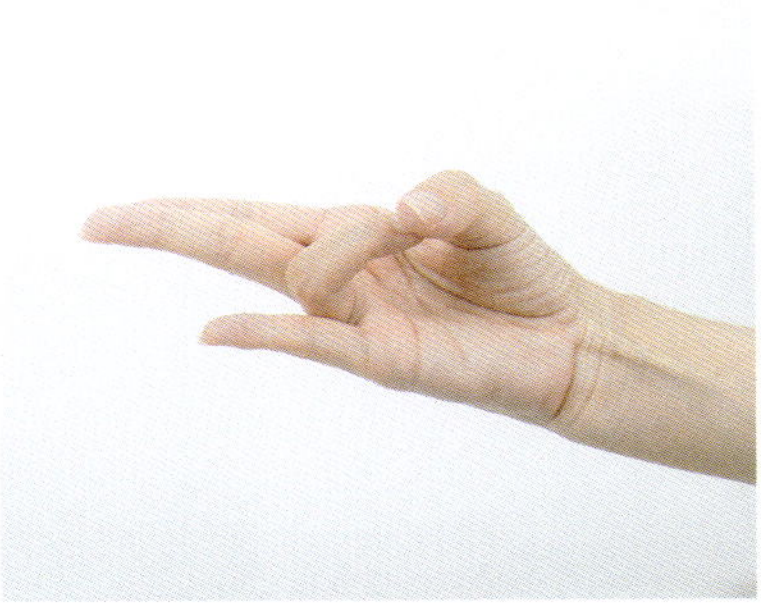

スーリヤ・ムドラー
太陽のムドラー。体内の熱（太陽）を活性化させ体温、代謝、免疫UP。

気持ちを落ちつけたいときの1分呼吸法

胸がザワザワしたり、頭の中がモヤモヤしたりするとき、落ち着きを取り戻す方法を紹介します。

リラックス効果や、睡眠の質を高める呼吸法として知られている「**4・7・8の呼吸法**」です。この呼吸法は、パニックを起こしやすい方にもおすすめです。

この呼吸法は、座っていても、横になっていても大丈夫。まずは楽な姿勢になってください。

1. 息を完全に吐ききって、4秒数えながら鼻から息を吸います。
2. 息を止めて7秒数えます。
3. 8秒数えながら、ゆっくりと口から息を吐ききります。

これを3回繰り返すと、ちょうど1分くらいです。

心配ごとや悩みごとで頭がいっぱいで、強い不安やストレスを感じているときは、脳や身体も興奮・緊張の状態になり、交感神経が優位に働いています。この状態では呼吸も浅くなり、リラックスしたり休息したりすることができません。

この４・７・８の呼吸法を行うことで、自然と深い腹式呼吸になります。これが、自律神経を整えて、リラックスと休息の副交感神経の働きを高めてくれます。

副交感神経が活性化すると、脳から幸せホルモンと呼ばれているセロトニンがたくさん出ます。

寝る前にこの４・７・８の呼吸をすると、スムーズに眠りに入れたり、質の高い睡眠をとれたりという効果が期待できます。

無理は禁物！
少し心がザワザワしたら呼吸を整えて、
気持ちを落ち着ける習慣をつけましょう。

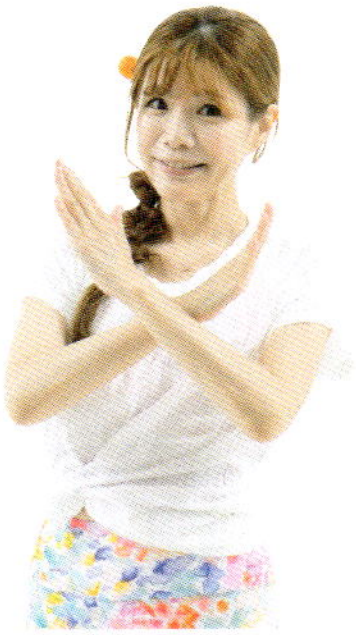

YouTubeの動画はこちら！

1分いらず！　あゆみかんおすすめセルフケア

日々のケアや身につけるものにこだわるのは、1分いらずのセルフケアです。ここでは最近気に入っているものや習慣を紹介します。

肌に触れるものを良いものに替える

肌に触れるものは口に入るものと同じくらい大切だと思っています。普段使う洗顔やスキンケア用品、バスソルトなどを、無添加で体によさそうなものや、自分が「これを使うとテンションがあがりそう！」と思うものに替えてみてください。

使う時間は楽しくなり、心が潤い、肌もきれいになり、良いことずくめです。

私は最近沖縄のタマヌオイルを愛用しています。これが本当に肌にしっとりと馴染んで、とっても心地よくて気に入っています。

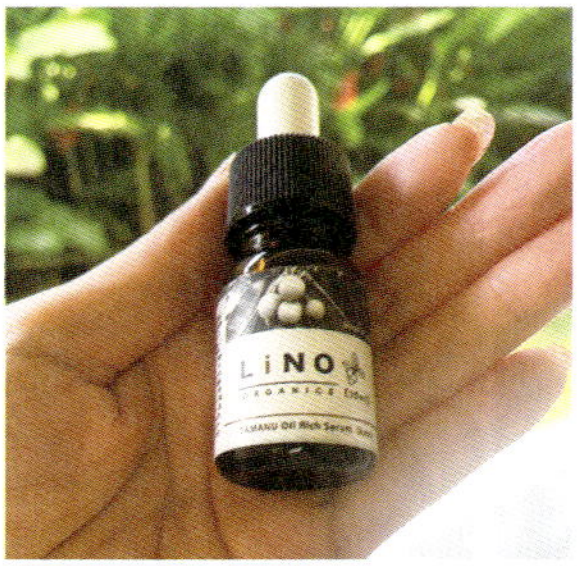

●気になったところは速攻ケア！

私がいま手放せないのが、炭酸パックとニキビクリーム。

炭酸パックはfrom CO2（フロムシーオーツー）のものを愛用していて、少し肌の調子が落ちているなと感じたらサッと使います。

また、ニキビも見つけたらすぐにケア！私の肌には、友人にすすめてもらったものが合っているようです。

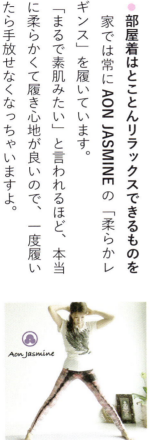

●部屋着はとことんリラックスできるものを

家では常に**AON JASMINE**の「柔らかレギンス」を履いています。

「まるで素肌みたい」と言われるほど、本当に柔らかくて履き心地が良いので、一度履いたら手放せなくなっちゃいますよ。

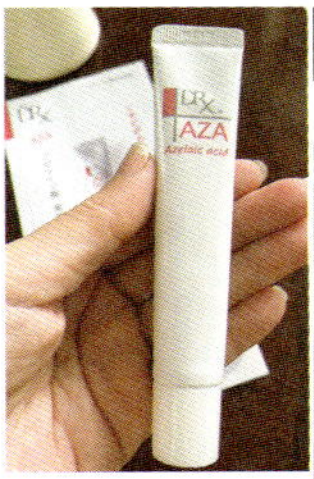

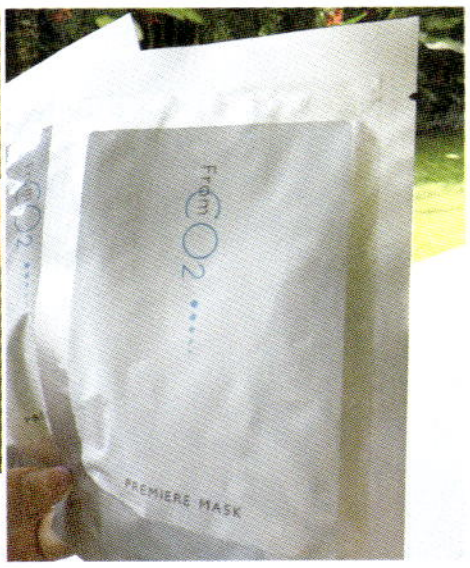

1日を振り返る1分ありがとうメモ

私はいつも、思いついたときに、手帳の空欄や、ササッと書ける手元の紙に「〇〇さん、ありがとう」とか「今日も〇〇ありがとう」と感謝の気持ちを書くようにしています。

これを「**ありがとうメモ**」と呼んでいます。

ラッキーだな、ツイてるなと思ったとき、自然の恵みに対してなど、そのとき湧いてきたあらゆる感謝の気持ちを書いています。

これは、誰かに見せたりするものではありませんが、気持ちの中で「ありがとう」と唱えているよりも何倍も感謝の状態が深まる方法だと思っています。

このやり方なら「さあ、ノートを広げて感謝しましょう！」と改まって時間をとらなくても、日々のスキマで、いつでもどこでもやれます。

心の内で感謝することはもちろん大事なことですが、手を動かして文字を書くこと、そして自分の書いた文字を視覚的に見ること、これを毎日のスキマで実行することで、たくさん感謝できるポイントにも気づけるようになっていきます。これを続けることで、自分がよい状態でいられるようになります。

感謝の心の状態でいることは、人間が持っている意識レベルの中でもとてもエネルギーが高い状態です。

私は子どもの頃から「神様は見ているからね」とよく親に言われてきました。無宗教の家系ですが、目に見えない神様のような存在がいることは、ずっと感じながら育ってきました。今も近くに神様が共にいます。

目の前にいる人にも、直接は関わりがなくても巡り巡って私に恩恵を与えてくれているどこかの誰かにも、目に見えない存在にも、感謝の対象はあなたの周りにたくさんあります。

「**ありがとう**」って魔法だなと思っているのです。

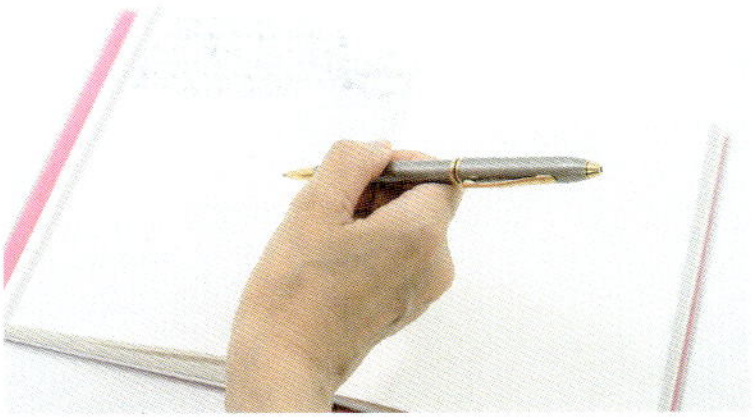

もっと素敵な明日を迎える夜の1分瞑想法

夜寝る前におすすめしたいのが、**ボディスキャン瞑想**です。体がMRIでスキャンされていくようなイメージで、つま先から全身のそれぞれの部位に意識を向けていきます。

これによって、全身がリラックスできる、脳疲労が軽減される、頭がスッキリとクリアになり入眠・熟睡しやすくなる、体のコンディションに気づけるなどの効果があると言われています。

一番大事にしてほしいのは、自分の体と対話し、心と体のつながりを感じることです。負担がかかっている部位、筋肉がこわばっている部位など、体からのメッセージを受け取ってみてください。

まずはつま先から、光をあててスキャンしていくようなイメージで、親指、人差し指、中指と順番に感じていきます。足の甲、土踏まず、かかと、足首と、できるだけ細かくスキャンしましょう。途中で違和感やこわばりを感じたら、その部分に新鮮な空気を送り込むイメージで深呼吸をしてください。少しでも和らいだら、次の部位に進みましょう。

ポイントは、**1ミリも身体を動かさないこと**です。動くとその動きを感じてしまうので、身体の部位自体の感覚を感じ取りづらくなってしまいます。ただし、**呼吸は止めない**でくださいね。上半身など、呼吸によって動いている部分は、その動きも含めて観察していきます。

つま先から頭のてっぺんまでじっくりと行うと1分以上はかかるので、短い時間でもできて同じようにリラックスできる**片鼻呼吸**も紹介します。片鼻呼吸は、ヨガをやる前や後によく行われます。


片方の鼻を指で閉じて、左右の鼻の呼吸を感じていきます。入って行く空気と、出ていく空気を鼻の穴に門番がいるようなつもりで、どこまで空気が吸えたか、どこまで空気が吐けたか、呼吸を追ってみましょう。吸う息の冷たさ、吐く息の温かさを感じてください。

右の鼻を閉じて左の鼻で呼吸をすると副交感神経が、左の鼻を閉じて右の鼻で呼吸をすると交感神経が、それぞれ活性化されます。

両方の片鼻呼吸を行うことで、自律神経が整いリラックスできる効果があります。


YouTubeの動画はこちら!

聞いてみました！　皆の1分活用アイデア

1．1分でご先祖様への感謝ワーク

毎日1分手を合わせ、ご先祖様の名前をわかる人全員を呼び、その先につながる全てのご先祖様へ、今があることの全てを感謝する。
自分には応援者がたくさん居ること、才能に溢れていることに気づけます。日常にもたくさんの幸せがあると気づき、幸福度が上がります。

ラッキーマン　若山陽一郎さん

2．1分深緑呼吸

木々の緑を見ながら、吸えるだけ鼻から息を吸い、吐けるだけ口から吐く。心がとても穏やかになり、肉体感覚がなくなって自然全体と溶けている感じになります。

量子力学的生き方論　村松大輔さん

3. 1分問いかけ

1分間、心の中で「質問する」「答える」を繰り返します。その場で問いを投げかけることが大切。答えが出なくても、自分に問いかけ続けることを心がけましょう。

これを続けたら、人生が劇的に変化します。

質問家／ライフトラベラー　マツダミヒロさん

4. 生命エネルギーを呼び起こす1分プラナヤマ（呼吸法）

正座で座り、鼻から息を吸いながら骨盤底筋を締めて、腰をそらせます。息を吐きながら骨盤底筋をゆるめて、腰を丸めます。1分間繰り返します。息を吐くときは「はあ」と声を出すと効果的。

クンダリーニ（第一チャクラに眠る生命エネルギー）を目覚めさせ、体を循環させることで、浄化と活性化の両方を行うことができます。

ナチュロパス　松本七美さん

5．1分感謝・開運ワーク

1分間、今感謝していることをできるだけたくさんあげます。感謝することで運が良くなり、続けていれば強運体質になります。

日本一の強運アドバイザー　千葉修司さん

6．1分手のひらありがとうワーク

朝1分間、手のひらに「ありがとう」を書いて、1日過ごしてみてください。気がついたときにも「ありがとう」を唱えましょう。物にも、人にも、動物にも、すべてのことにありがとうを伝えます。良いときだけでなく、良くないときこそ。

1分でも、とても幸せを感じられます。

「瞬読」開発者　山中恵美子さん

7．1分神経活性エクササイズ

右手でおへそにタッチしながら、左手で鎖骨の下を1分間こすります。反対側の手でも同様に。鎖骨ではなく唇の上と下、尾てい骨をこするのもよいです。

神経の伝達がよくなり、脳が活性化します。頭痛や注意欠陥など心身の不調が少なくなり、頭が冴えて、適切な考えができるようになります。右手右足、左手左足を同時に前に出す「なんばあるき」もおすすめです。

痛みと笑いを取る整体師　松本恒平さん

8. １分ボイストレーニング

①前屈し、頭も含め上半身の力を抜く。腹部を意識して「あー」と声を大きく出しながらゆっくりと起き上がる。

②椅子に浅く座り、足を前に伸ばす。姿勢はまっすぐ保って徐々に後ろに倒しながら、足を床から10センチほど浮かす。腕や足をぶらぶらさせて緩め、腹筋と背筋の力だけで足上げをキープ。そのままの状態で「あー」と声を大きく出す。

両方行うとちょうど1分くらい。続けると若々しいハリのある声になります。上半身をできるだけ緩め、腹筋背筋に意識を向けましょう。

フリーアナウンサー　下間都代子さん

1%ルールを信じよう

ここまで、たくさんの「1分でできること」をお伝えしてきました。どうでしょう？「できそう！すぐにするぞ！」とやる気に満ち溢れる方もいれば、「実際できるかな、結局やらないかもしれない。最近何もできていないし……」と気おくれする方もいるかと思います。

私も「自分は全然進歩していない」と悩む時期がありました。人間はなぜか、**少しずつの成長には気づかない**のです。

たとえば、ダイエットをしている間に毎日体重を確認しても、見た目の変化はあまりわかりません。けれど、久しぶりの友人と会うと「〇〇ちゃん痩せたね！」と言われたりしますよね。

人間関係もそうです。毎日の小さな気遣いや感謝の積み重ねは目に見えませんが、ふとした瞬間に信頼関係の深まりを気づかせてくれます。良い言葉を使い続けるのも最初は難しいですが、意識して続けていくことで無意識に使えるようになります。

これを**1%ルール**と呼び、多くの成功者はこのルールを駆使しています。

現状を「1」としたとき、1%を加えた「1・01」を毎日継続的に実践するのと、少しの手抜きをする1%を引いた「0・99」。両者の差はわずか「0・02」にすぎませんが、これが1年間続くとどうでしょう?　毎日継続して努力をすれば1年後には37・8倍に成長したことになりますし、逆に毎日継続して努力を怠るとマイナス0・01になり1年後には現在の0・03倍になってしまうのです。

実際にはこんなに激しい差にはならないと思いますが、毎日何かを継続するのとしないのでは雲泥の差がでます。私は、この1%ルールを使って全てのことをしています。

私はみんなに輝いてほしい。

心の底から、「**この人生で良かった!**」と思える人を1人でも増やしたい。もっと美しくかっこよくなってほしい!　自分を大好きな人を増やしたい!　と、日々願ってさまざまなことに取り組んでいます。

1%のチカラはすごいです。あなたは絶対大丈夫。

1%ルールを信じて、何か始めてみませんか?

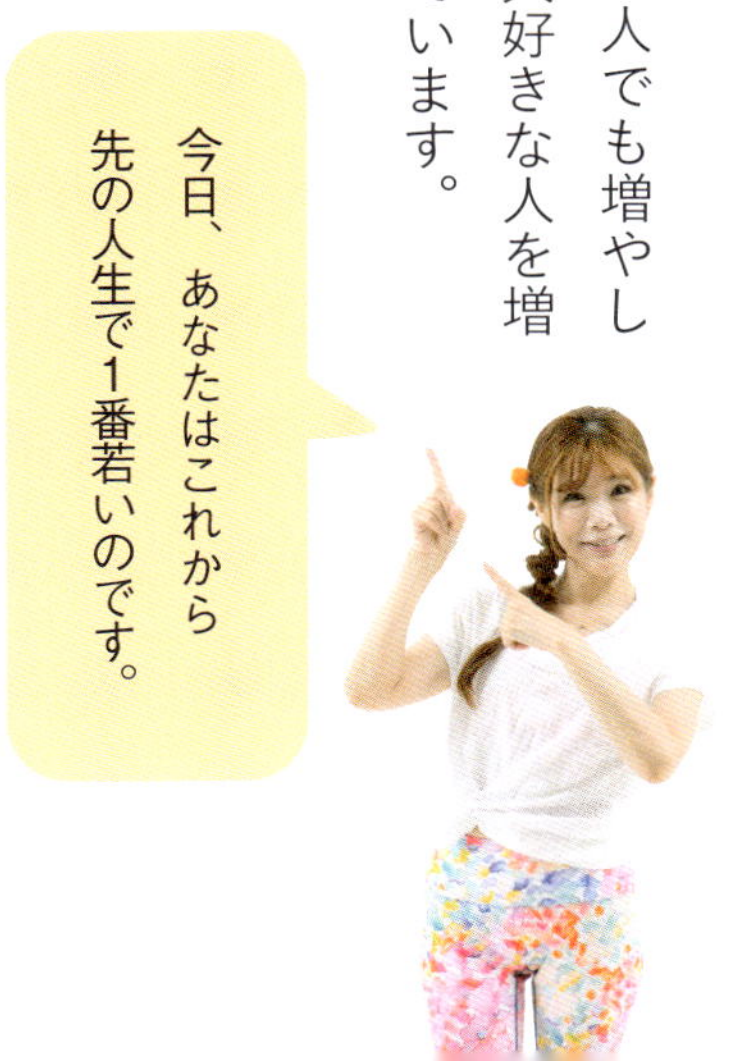
今日、あなたはこれから
先の人生で1番若いのです。

素敵な人生を迎えるご縁とギフトの考え方

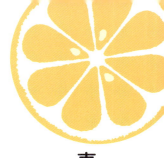

生きていると家庭や仕事、友人関係の中で、「自分ばかりが負担している」と感じることがあるかもしれません。特に、誰もその努力を認めてくれないと、「私ばかりが頑張っているのでは？」という気持ちが強くなるかもしれません。

仲間、コミュニティや友人でも、毎回自分が誘って連絡をし、集まりを企画する役目を担っていると、次第に「自分ばかりが気を遣っている」と感じたりします。相手から何も動きがないと、その関係が一方的に感じられて疲れや寂しく思うことも……。

また、セミナーやイベントに参加してばかりいて、出費がかさむ……という方もいるかもしれません。

しかし、そんなときこそ大切なのが「**人間関係への投資**」という考え方です。人に良いことをする。**返報性の法則**とも言いますが、人に良いことをしたら、ちゃんと自分にも返ってきます。

そして、してもらったことは返したくなるのが人間なのです。

自分の周りの５人の平均が今の自分です。

なので、あなたは良いことをしましょう。すると、あなたは良い人になれて、良い人たちに囲まれるはずです！

では実際どのようにギブをするのか？　３つのポイントを説明します。

1．ギフトを与えることで信頼関係を深める

2．時間は最高の贈り物と考える

3．誠実な人間でいる

まず大切なのは、「与えること」。

たとえば悩みを親身に聞く、ちょっとしたお礼や手土産を渡すといった行為は「自分のことを大切にしてくれている」と感じられます。人と関係を築く第一歩は、こうした小さなギフトです。

プレゼントって誰が受け取ってもうれしいですよね。

そして、関係を深めるには、共有する時間が欠かせません。

忙しいと友人とのランチや家族との会話など、共に過ごす時間の重要さを忘れてしまいがちですが、この時間こそが人生の宝物です。

シェアすることで、心が軽くなり、新しいエネルギーが生まれます。そこから信頼できる友達や最高のビジネスパートナーができたり、新たな情報が入ってきたり……。ご縁はいつでも人が運んできてくれます。

最後に、誠実な人は信頼されやすいのは言うまでもありません。会話はいつでもポジティブで明るく、ネガティブなうわさ話や愚痴については黙っているような人。私も訓練していますが、約束を守る人、マナーが良い人、謙虚な人、笑顔が多い人、人助けをたくさんする人。

このような人って人生でもビジネスでも成功します。


年齢を重ねるにつれ、私たちは「物よりも人とのつながりが大切だ」と気づき始めます。人間関係は人生の宝です。

ぜひ、今日から少しでも人との関係に対する「投資」を増やしてみてください。あなたの周りの世界が、きっと変わっていくはずです。

準備ができた人に奇跡は起こる

欲しいものを手にしたり、理想をどんどん叶えていく人の共通点は何でしょうか。

それはズバリ「**明確に望むことができている人**」です。

なんとなくお金持ちになりたいとか、もっと幸せになりたいと思う人はたくさんいると思いますが、みなさん、自分の本当の願いをどれほど明確に望むことができているでしょうか。

最近は、自分の望みが分からないという人が多いなと感じています。

お金持ちになったら何をしたい？　どんな感情を味わいたい？

それにはいくらあったら満足できそう？

あなたにとっての幸せって？

今欲しいと思っているものは、本当にあなたにとっての幸せですか？

ニセモノの望みにだまされないでください。

まずは、あなたの中にある本当の望みに気づいてあげてください。本当の望みに気づけたら、思い切り、誰に遠慮することもなく、望み、願ってください。

現実を変えていくには、すべて意図することから始まります。それができたら、自然と人間の脳はそれを実現する方向に動き出し、行動が、選択が変わっていくのです。

私はいつも、これが欲しい、これがしたい、こうなったら幸せ、と思うことは、どんどん言葉にし、紙にも書いて、望みを思い切り放ちます。

経営者仲間と沖縄の古宇利島に合宿に行ったとき、夜、海辺で集合写真を撮ろうということになりました。空には東京では見られないほどの満点の星が輝いていて、私は「ここに流れ星が写真に写ったら最高だな」と思ったんです。

カメラのシャッターが降りるとき、「流れ星、来て！」と祈った瞬間、まわりの星よりもひときわ明るい流れ星がスーッと現れました。

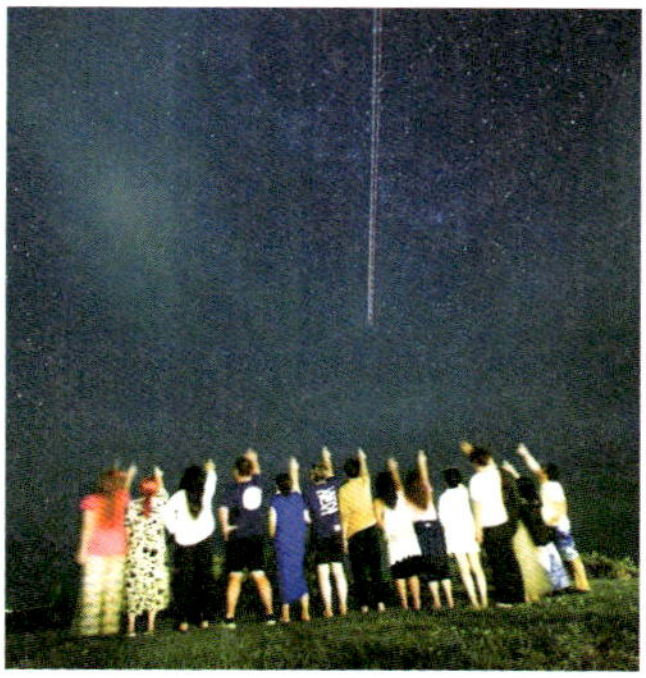

これを偶然だと言うか、奇跡と思うか、望みが叶ったと考えるかは人それぞれですが、私は**望むことのチカラ**をこれまでに何度も何度も体感してきました。

よく「流れ星に願いごとを3回唱えたら叶う」と言われますが、流れ星を見た瞬間に願いごとを3回言えるほどいつでも望みを放てる人が、願いを叶えられる人だと思うのです。

望みましょう。そして、1分体操で日々健やかな体をつくりましょう。

そして、感謝や深い呼吸で心を整えましょう。

準備ができた人に、奇跡は起こるのです。

望んだら、行動、挑戦です。この世は行動の星です。
行動には、体力、気力、運力が必要。祈るチカラも。
だからやっぱり、1分体操なのです！

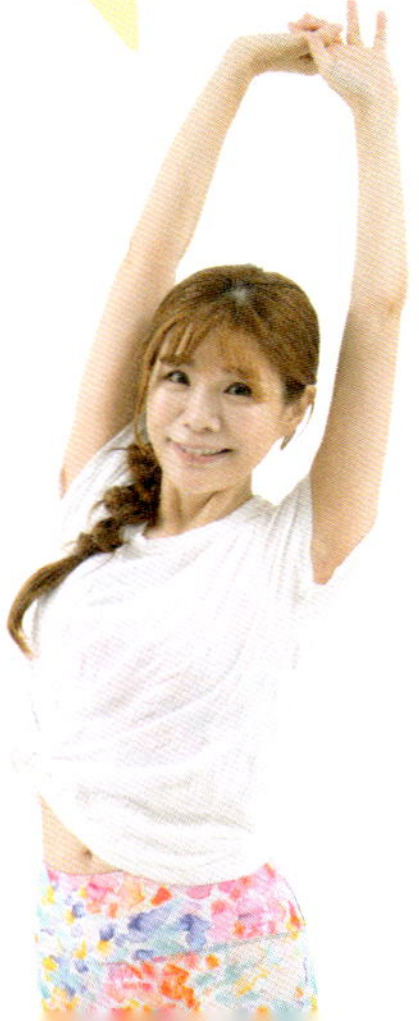

著者紹介

渡邉 有優美（わたなべ　あゆみ）

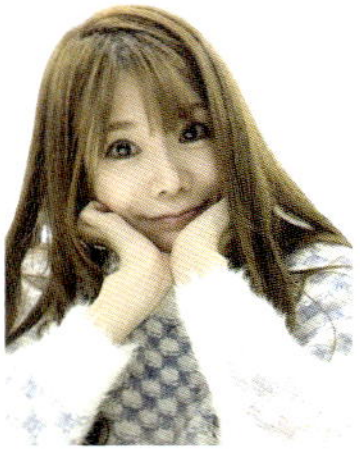

「楽しい！面白い！子どもとできる！」“1分体操”と本質の健康情報を毎日SNSにて発信。ヨガ・瞑想歴20年、指導人数延べ10,000人超、SNS総フォロワー28万人超、アパレルブランド創業、企業顧問、SNSコーチング。ヨガインストラクター指導者養成講座（RYT200）。AON JASMINE ヨガウエアブランドオーナー。呼吸、瞑想、ヨガで人生を変え、美しく自分らしく生きることを応援する。

X　@あゆみかん 1分体操で世界に幸せを広めるプロジェクト
TikTok　@ayumifitness
Instagram　@meditationbreathing　@ayumi.yoga.jasminewear　@aonjasmine_japan
YouTube
あゆみんメンタル　https://www.youtube.com/@by-qo6xs
Ayumi Fitness 1 Million Sub（Goal 2024）　https://www.youtube.com/@333ayumi

執筆協力　もんかほり
撮影　元家健吾
装丁　川島進
衣装　AON JASMINE（@aonjasmine_japan）
出版プロデュース　川田修

お得な情報を受け取れる
渡邉有優美公式LINEの
登録はこちら！

体《からだ》も心《こころ》も若返《わかがえ》る1分体操《ぶんたいそう》

発行日　2025年　1月　1日　　第1版第1刷
　　　　2025年　3月25日　　第1版第4刷

著　者　渡邉《わたなべ》 有優美《あゆみ》

発行者　斉藤　和邦
発行所　株式会社　秀和システム
〒135-0016
東京都江東区東陽2-4-2　新宮ビル2F
Tel 03-6264-3105（販売）Fax 03-6264-3094
印刷所　三松堂印刷株式会社　Printed in Japan

ISBN978-4-7980-7378-1 C2075